# FORMULAIRE

DES

# HOPITAUX DE LYON.

# FORMULAIRE

DES

# HOPITAUX DE LYON,

rédigé

PAR MM. LES MÉDECINS ET CHIRURGIENS

DE CES ÉTABLISSEMENTS,

ET PUBLIÉ

*Par ordre de l'Administration.*

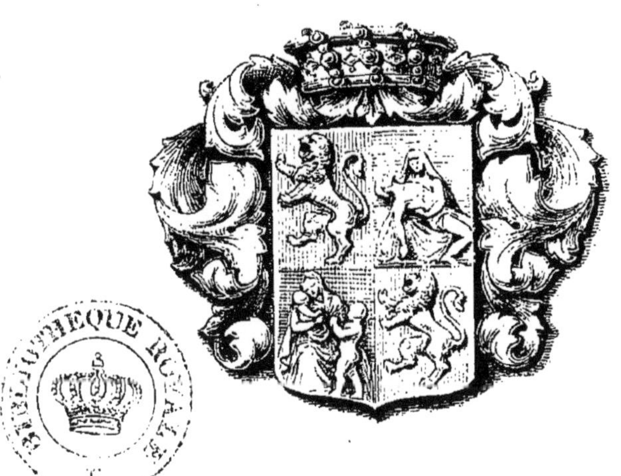



## LYON.

IMPRIMERIE TYPOGRAPHIQUE ET LITHOGRAPHIQUE

### DE LOUIS PERRIN,

Rue d'Amboise, 6, quartier des Célestins.

———

**1842.**

# CONSEIL GÉNÉRAL

## DE L'ADMINISTRATION DES HOPITAUX CIVILS

## DE LYON.

—

## (1842.)

———◆———

Mgr le Cardinal **DE BONALD**,
    archevêque de Lyon,                 *Présidents-nés.*
Le Maire de Lyon, **M. TERME**,

**M. DELAHANTE**, *Président élu.*

MM. **DESPREZ** (Hippolyte).
    **JARRE** (Jean-Marie).
    **MALLIÉ** (Philippe).
    **FERREZ** (Auguste).
    **PIGNATEL** (Marceau).
    **GILARDIN** (Alphonse).
    **RÉMOND** (Isaac).
    **DELAHANTE** (Adrien).
    **VIDAL-GALLINE**.

*a*

# Service Médical

# DES HOPITAUX DE LYON.[*]

## HOPITAL DE LA CHARITÉ.

MM. POLINIÈRE , médecin.
NICHET, chirurgien-major.

## HOTEL-DIEU.

### Médecins titulaires.

MM. BRACHET , doyen.
GUBIAN.
ROUGIER.

---

[*] Pendant l'impression du *Formulaire*, M. Polinière est devenu membre du Conseil général d'administration, et a cessé son service de médecin de l'hospice de la Charité. M. Monfalcon, médecin de la salle Saint-Bruno à l'Hôpital, a été chargé des fonctions de M. Polinière à la Charité, et M. Gardien a pris son service de médecin titulaire à l'Hôtel-Dieu.

# INTRODUCTION.

La pratique de la médecine dans un hôpital est soumise à des conditions particulières, quant à ses moyens d'exécution, les médicaments : ici, comme autre part, elle a pour objet la guérison des malades; mais ici, bien plus impérieusement qu'ailleurs, son but doit être atteint par les procédés les plus simples, les plus économiques et les plus certains. Telle a été la pensée qui a créé les formulaires à l'usage spécial des hôpitaux.

Tant d'objets divers et d'une égale importance sollicitent l'attention d'un médecin de l'Hôtel-Dieu, pendant la durée de sa visite, dans des salles presque toujours encombrées d'un trop grand nombre de lits, que la mémoire, incessamment interrogée, ne répond pas toujours bien juste aux questions dont la composition de telles ou telles formules est si fréquemment l'objet. Il y a hésitation et doute au moment même d'agir ; cependant, comment se rendre compte de ce qu'on veut faire, si la dose, et la manière d'opérer, des éléments d'une préparation magistrale quelconque ne sont parfaitement déterminées ? Un formulaire répond à ce besoin : là, comme dans un Code, toutes les combinaisons pharmaceutiques vraiment salutaires sont enregistrées sous un numéro d'ordre qui en rend la recherche

1

facile. Ces petits livres offrent un autre avantage : ils ramènent à l'unité les formules de médicaments très usuels, dont la composition varie selon l'opinion individuelle de chaque médecin ; ils réduisent à des types convenus les préparations pharmacologiques auxquelles l'usage a fait donner une dénomination générique : point essentiel, puisqu'on peut voir les médecins d'un grand hôpital, ne pas s'entendre sur la différence qui existe entre des mélanges et des potions, dont, cependant, ils font usage depuis fort longtemps et tous les jours.

Cet inconvénient, fort grave pour le médecin qui ordonne, l'est bien davantage encore pour le pharmacien qui exécute ; le travail de la confection pharmaceutique est doublé par l'immensité de la variété des formules, et cela sans le moindre avantage pour les malades. Quand les prescriptions des médecins, affranchies de toute règle commune, sont, à chaque visite, l'œuvre de l'inspiration individuelle de chacun, alors rien de plus long et de plus pénible que le dépouillement des feuilles de visite, rien de plus difficile que l'exécution littérale et consciencieuse de ces myriades d'ordonnances. Un formulaire, qui donne la faculté de préparer dans de grandes proportions les médicaments usuels, permet au médecin et au pharmacien une grande économie de temps, et nulle part le temps n'est plus précieux que dans les hôpitaux.

Des considérations d'un autre ordre se présentent. Quelle que soit l'abondance des tributs de la bienfaisance, la fortune des hôpitaux n'est pas sans limites ; quelle que soit la richesse de leurs ressources, elle suffit rarement à l'énormité des besoins. Il n'y a de charité publique bien ordonnée et vraiment utile, que celle qui est raisonnée ; affranchie de toute restriction, elle devient un abus. La position d'un médecin dans la pratique particulière est telle qu'il est souvent obligé, quelles que soient ses convictions, de transiger avec la faiblesse ou les caprices de malades, qui se croiraient négligés ou point compris, si tout leur traitement consistait dans la prescription du régime et de quelques médicaments très simples. Un peu et quelquefois beaucoup de polypharmacie devient une nécessité. Il faut à un médecin fort

répandu beaucoup d'agents thérapeutiques, des remèdes nouveaux, des formules particulières, des moyens
extraordinaires, de nature à dominer une imagination
frappée, ne fût-ce que par l'étrangeté de leur nom.
Dans un grand hôpital un médecin n'a point de telles
concessions à faire, et son action, toujours parfaitement indépendante, n'a d'autre but que la guérison de
ses malades par la voie la plus courte et la plus sûre.
Un médecin d'hôpital ne peut raisonnablement exiger
une latitude indéfinie pour prescrire sans distinction,
quant au régime et aux médicaments, tout ce qu'il
croit pouvoir contribuer au rétablissement de la santé.
Les grandes agglomérations de malades dans ces ba-
zars des misères humaines, qu'on appelle Hôpitaux,
présentent, au point de vue de l'exercice de l'art, des
conditions spéciales dont la pratique particulière n'a
pas à tenir compte. La théorie indique ce qui est bon,
la réalité veut qu'on se renferme dans ce qui est possible. Il est donc du devoir de l'administration et des
médecins de ramener le choix et la confection des médicaments aux préparations les moins coûteuses et les
plus simples. Heureusement pour l'humanité, ce sont
presque toujours les plus efficaces (1).

En effet, ce ne sont pas les remèdes dont le prix est
le plus élevé qui importent le plus à la guérison d'un
malade, dans les circonstances ordinaires. Les potions
qui justifient mieux la confiance du médecin ne sont
point, à beaucoup près, celles dont la formule est sur-
chargée du plus grand nombre de substances, et les
chances de rétablissement d'un malade, dans un cas
donné, ne sont nullement en raison directe du chiffre
des éléments constituants d'une potion ou d'une tisane.

_______________

(1) Nous n'avons pas cru, cependant, exclure de ce Formulaire
quelques médicaments nouveaux sur lesquels l'expérience n'a peut-
être pas assez prononcé encore : ce sont l'iodoforme, les iodures
d'hydrates de strychnine et de morphine, les iodures et chlorures
doubles de mercure et de morphine, les iodures doubles de fer et
de quinine, de zinc et de strychnine, la phloridzine, le cyniziu,
etc., etc.

Hippocrate conseillait fort peu de médicaments à ses malades, et quelques tisanes d'une préparation facile composaient la moitié de ses agents thérapeutiques. Sydenham, Baillou, Baglivi, de nos jours Corvisart, en un mot, les praticiens les plus consommés de tous les temps pensaient que la foi à la médecine ne consiste pas dans une confiance aveugle aux promesses de la thérapeutique. Presque tous les médecins des grands hôpitaux ont été conduits par une nécessité qui est dans la nature des choses à renfermer leurs prescriptions, toujours hors les cas exceptionnels, dans un cercle assez étroit d'agents fort simples, mais d'agents éprouvés. Ces réflexions s'appliquent avec autant de justesse au nombre des médicaments prescrits à un même malade : la quantité n'est pas, à beaucoup près, une chance de plus pour la guérison.

Un manuel destiné à l'usage d'un hôpital diffère essentiellement des livres qu'on appelle Formulaires; il a un caractère spécial.

Un formulaire est un ouvrage scientifique destiné à recueillir toutes les richesses de la matière médicale. C'est une encyclopédie de formules, un dépôt méthodique de toutes les compositions pharmaceutiques qui se présentent à l'opinion sous la garantie d'un nom connu, ou de quelques observations de succès obtenus par leur emploi. Ici le luxe est une nécessité. D'autres convenances sont imposées aux formulaires spéciaux des hôpitaux. Beaucoup plus modestes dans leurs attributions, quoique fort importants et d'une exécution très difficile, ils ne sont pas des écrits destinés à faire avancer la science. Leur objet est un triage raisonné des médicaments les plus utiles parmi les myriades de compositions pharmaceutiques qui noircissent les pages des formulaires généraux : c'est la préparation de ces médicaments par les procédés les plus simples ; c'est la désignation, aux préférences du médecin, des substances médicinales sur lesquelles l'expérience de tous l'invite à compter. Le mérite d'un formulaire d'hôpital est bien moins peut-être dans ce qu'on y place que dans ce qu'on n'y met pas. Rien de plus facile que de compiler des prescriptions toutes faites ; on les trouve en grand nombre dans des recueils qui se sont copiés servilement les uns les autres , et que les catalogues des libraires adressent chaque jour à la crédulité des médecins praticiens ; mais un travail plus long , c'est la rédaction d'un Formulaire composé d'un petit nombre de pages , que l'expérience avoue.

Ce recueil, d'un usage si commode , n'est pas, au reste , une entrave imposée au libre arbitre des médecins. Il ne les oblige pas toujours , et pour tous les cas , à renfermer leurs prescriptions dans ses limites ; s'il les engage , c'est seulement dans les circonstances ordinaires. En nous demandant ce travail , l'Administration des hôpitaux de Lyon n'a pas prétendu gêner notre pouvoir discrétionnaire , et chacun de nous pourra toujours ordonner, pour des cas spéciaux , des médicaments pris en dehors du Formulaire. Notre recueil partagé , pour sa rédaction, entre les médecins et les chirurgiens en chef des hôpitaux, n'est devenu la loi commune qu'après avoir été discuté soigneusement par tous. C'est d'après ce principe qu'a été faite la dernière édition du *Codex* : ce bon livre, dont l'autorité est si grande, est l'œuvre de plusieurs rédigée par un seul.

Le Formulaire des hôpitaux de Lyon a dû n'admettre qu'un petit nombre de formules particulières , et celles-là seulement qu'ont introduites dans le domaine médical des observations authentiques en nombre suffisant, et recueillies par plusieurs médecins. Un fait, quelques faits isolés prouvent très peu de chose en thérapeutique, l'erreur est si facile à la prévention ! l'expérience d'un seul a fort peu de poids ; elle n'acquiert des titres à la confiance publique que lorsqu'elle a reçu l'indispensable contrôle d'autres expériences. Chaque jour voit naître des centaines de formules particulières , en est-il beaucoup qui vivent encore le lendemain ? La raison individuelle n'a pas, en matière médicale, l'autorité qu'elle possède en philosophie ; dans la thérapeutique , ce n'est pas l'opinion d'un seul , c'est l'opinion comparée de tous qui, seule , a une valeur scientifique : il n'y a de progrès possibles que dans ces conditions.

Si notre Formulaire n'a pas dû recueillir toutes les formules particulières, tous les médicaments nouveaux sur lesquels l'expérience n'a point encore suffisamment prononcé, les hôpitaux n'en sont pas moins le lieu où ces préparations médicinales doivent être jugées en dernier ressort : cette épreuve est décisive. Quand un médicament nouveau a été expérimenté loyalement, et pendant un temps suffisant, dans les salles diverses d'un grand hôpital, il n'y a plus de méprise possible. En effet, ce qui réussit à l'un doit nécessairement réussir à l'autre dans des circonstances analogues; s'il en arrive autrement, ce n'est pas la vérité, c'est la prévention qui a fait l'éloge de la nouvelle préparation médicinale. Dans ces essais comparatifs, prudemment tentés sur des malades des deux sexes et de tous les âges, rien n'est arbitraire, rien n'est accidentel, car il n'y a pas évidemment de hasard possible, pour des faits qui se reproduisent en grand nombre et tous les jours.

Les hôpitaux sont faits pour tous, et appartiennent à tous ; dès-lors une loi fondamentale de ces établissements est ce principe : admettre aux secours qu'on y trouve le plus grand nombre possible de malades. Une conséquence logique d'un tel devoir, c'est l'obligation de procéder dans le plus bref délai à de nouvelles réceptions dès que la guérison paraît obtenue. Le renouvellement rapide de la population des hôpitaux est toujours un bienfait pour l'humanité, quand il est réglé avec prudence, science et discernement. Toutes les maladies qu'on admet dans les hospices n'ont pas un même degré de gravité ; beaucoup ne compromettent pas la vie, bon nombre doivent guérir par le bénéfice de la nature et du temps, aidés du régime et de quelques préparations médicinales de l'espèce la plus simple. Dans les circonstances graves, toute considération économique doit être écartée ; avant tout le salut du malade, quel que soit le prix qu'il doive coûter. Mais dans les cas ordinaires, et ils sont nombreux, mais lorsque la convalescence est venue et que le médecin a cru pouvoir permettre à son malade une certaine quantité d'aliments, alors la voix de l'économie peut être entendue, et la main de la charité, qui jusque-là avait donné sans examiner, doit dès ce moment peser et compter. Il faut tout ce qui est nécessaire, mais seulement ce qui est nécessaire. C'est d'après cette considération qu'il n'est pas indifférent qu'un médicament soit préparé avec ou sans sucre ; différence sans conséquence au point de vue thérapeutique, et importante à un autre titre. Il n'y a pas de petite économie, lorsqu'il s'agit d'objets qui se reproduisent en grand nombre et tous les jours.

Il existe un Formulaire qui a dû nous servir de modèle, c'est celui des hôpitaux militaires de la France, qu'ont rédigé avec tant de soins les membres du Conseil supérieur de santé (1). Nous avons cherché à être plus complet, tout en occupant moins de place encore. C'est au *Codex*, c'est aux traités spéciaux de pharmacie qu'il nous a paru convenable de renvoyer l'histoire naturelle des médicaments, et les détails de leur confection pharmaceutique. Le premier de ces ouvrages fait loi en France, et ne pouvait en aucun cas être suppléé par le nôtre qui s'est abstenu de lui emprunter les procédés pharmacologiques. Nous n'avons pas tout dit, parce que nous n'avons pas dû tout dire ; aussi espérons-nous qu'on ne prendra pas pour des lacunes, des omissions parfaitement volontaires. Ce qui devait donner un caractère spécial au Formulaire des hôpitaux de Lyon, dans la pensée de ses rédacteurs, c'est l'extrême simplicité des formules pour les médicaments de chaque ordre. Nulle part, mieux qu'à l'Hôtel-Dieu, on ne sent l'inconvénient de l'association, sous une même forme, d'un trop grand nombre de substances médicinales ; chacune d'elles agit d'autant mieux et agit avec une facilité d'autant plus grande, qu'elle est donnée au malade dans un état plus complet d'isolement et de simplicité. Hors les cas exceptionnels, où est la

(1) *Formulaire pharmaceutique*, à l'usage des hôpitaux militaires de la France, rédigé par le Conseil de Santé des armées, et approuvé par le Ministre secrétaire d'Etat au département de la guerre; *Paris*, 1839, 1 vol. in-8° de 330 pages.

nécessité de composer une potion de deux ou trois eaux distillées, de deux sirops, et de plusieurs bases? Quel est le but de cette inutile complication? Beaucoup de nos formules de potions se réduisent à trois lignes, une eau distillée, un sirop et la base. Il en a été de même pour les tisanes. Trop souvent une formule, quant au nombre de ses éléments, perd en qualité ce qu'elle gagne sous le rapport de la quantité, et c'est surtout en pharmacie que le luxe compromet le nécessaire. Si notre Essai se recommandait par un caractère spécial, ce serait par une application constante de cette vérité.

# FORMULAIRE

DES

# HOPITAUX DE LYON.

## PREMIÈRE PARTIE.

## MATIÈRE MÉDICALE.

### Première Classe.

MÉDICATION SÉDATIVE OU DÉBILITANTE.

Chapitre  I. Acidules.
—    II. Astringents.
—    III. Émollients mucilagineux.
—    IV. Sédatifs de la membrane muqueuse pulmonaire. — Béchiques.
—    V. Sédatifs du système sanguin. — Antiphlogistiques.
—    VI. Sédatifs du système nerveux. — Narcotiques.
—    VII. Sédatifs de la membrane muqueuse gastro-intestinale.

# Deuxième Classe.

## MÉDICATION TONIQUE ET STIMULANTE.



# Troisième Classe.

## MÉDICAMENTS DONT L'ACTION EST INCERTAINE OU VARIABLE.

———

# Première Partie.

# MATIÈRE MÉDICALE.

Ce Formulaire, comme celui des hôpitaux militaires, a dû commencer par un répertoire général des moyens thérapeutiques dont le médecin peut disposer. Cette énumération des médicaments ne pouvait avoir un caractère critique ; comme elle devait être aussi complète que le permet l'état actuel de la science, un triage parmi les nombreux agents thérapeutiques n'était pas possible.

Nous avons classé les médicaments d'après leurs propriétés médicales, connues ou présumées, et non selon l'ordre alphabétique qu'ont adopté les auteurs du *Codex* et ceux du Formulaire des hôpitaux militaires. Cette division systématique prête beaucoup à l'arbitraire, et ne saurait avoir une exactitude rigoureuse ; c'est ce que nous nous empressons de proclamer nous-mêmes. Nous savons que l'action thérapeutique d'un très grand nombre de médicaments n'est pas déterminée avec précision, et qu'on ne saurait faire un pas dans cette voie, cependant si souvent expérimentée, sans se heurter contre une dénégation ou contre un doute. Beaucoup de médicaments ont des propriétés différentes, selon leurs degrés divers de concentration : tel acide, rafraîchissant quand il est donné à petite dose, devient un excitant de la plus terrible énergie s'il est prescrit concentré ou à grande dose ; enfin, il est des médicaments dont les parties diverses ont des propriétés spéciales. Nous n'avons ignoré aucune de ces objections, et cependant nous n'avons pas hésité. L'ordre alphabétique dissimule la difficulté, il l'élude et ne la lève point ; s'il présente quelque utilité sous le rapport de la commodité des recherches, cette utilité se retrouve tout entière dans la table alphabétique qui termine notre Formulaire. Il y a un avantage réel, selon nous , à grouper les médicaments selon leurs analogies : c'est offrir de précieuses facilités au médecin d'un hôpital qui embrasse dans un même cadre l'ensemble des agents thérapeutiques, parmi lesquels il désire faire un choix. Enfin, si cette classification n'a pas une exactitude absolue , si l'inscription d'un médicament sous une dénomination générique ne lui constitue pas les propriétés que suppose le titre du chapitre , cet ordre systématique n'en est pas moins une idée scientifique et un pas vers le progrès.

Invités, par la pensée fondamentale de ce travail, à nous renfermer dans un cercle étroit, nous n'avons pas cru devoir faire suivre l'indication de chaque médicament d'une description sommaire , et bien moins encore d'un exposé des procédés de préparation. Ce n'est pas , en effet, dans un Formulaire qu'on doit étudier la matière médicale et l'art de la pharmacie : dès-lors quelle saurait être l'utilité de renseignements qui ne sont nullement nécessaires , et que nous n'aurions pu donner avec des développements suffisants ? Ce Formulaire n'est pas un livre élémentaire pour les élèves qui apprennent : c'est un Mémorial pour les hommes qui savent.

Sans l'indication de la dose , l'énumération méthodique des médicaments eût été fort peu utile pour les médecins de l'Hôtel-Dieu : il convenait donc de la donner. Quand il a été question de substances médicinales assez peu énergiques pour qu'une quantité minime n'importât pas, nous avons établi les nombres fractionnaires selon l'ordre décimal, sans tenir beaucoup à ce que les nouveaux poids correspondissent aux anciens avec une exactitude rigoureuse. Ainsi, pour exprimer une once, ancien poids, nous avons mis souvent 30 grammes au lieu de 32. La dose indiquée pous chaque article est , au reste, la dose moyenne chez un adulte ; il y aurait toujours lieu à la modifier selon les conditions d'âge et de sexe, d'intensité et de nature de la maladie.

# PREMIÈRE PARTIE.

# MATIÈRE MÉDICALE.

## PREMIÈRE CLASSE.

### MÉDICATION SÉDATIVE OU DÉBILITANTE.

DIMINUTION DE L'ACTION CIRCULATOIRE, RAPPEL
DES FONCTIONS DU CŒUR ET DU POUMON
A LEUR RHYTHME NORMAL.

## CHAPITRE I.

### Acidules.

**ORANGE.** *Citrus aurantium.*
( Polyandrie icosandrie. L. —
Aurantiacées. J.).

Le suc étendu d'eau est une
boisson rafraîchissante; les feuilles pour une infusion (antispasmodiques); les fleurs pour l'eau
distillée; l'écorce extérieure,
toujours amère, du *citrus bi-
garadia*, est un tonique.

**CITRON.** *Citrus medica.* (Polyandrie icosandrie. L. — Hes-
péridées. D. C.).

On se sert du suc de citron
pour préparer le sirop de limon,
et de celui-ci pour les limonades.

**ACIDE TARTRIQUE.** Il sert
à la préparation de la limonade
tartarique ou tartrique.

**VINAIGRE** étendu d'eau.
C'est un sédatif; concentré et
employé à l'extérieur, c'est un
astringent et un répercussif.

**PETIT-LAIT.** *Serum.* C'est
le produit de la coagulation du
lait de vache récent.

**ACIDE CARBONIQUE.** Eaux
acidules gazeuses, naturelles et
factices. Bi-carbonate de soude,
eau de Seltz.

**OSEILLE.** *Rumex acetosa.*
( Hexandrie trigynie. L. — Polygonées. J.).

On emploie les feuilles récentes; elles contiennent de l'oxa-
late de potasse. On peut se servir encore des feuilles de l'o-
seille ronde, *rumex scutatus*, et
de celles de la petite oseille,
*rumex acetosella*. — C'est avec
les feuilles de l'oseille que sont
faits des bouillons aux herbes.

**LAITUE CULTIVÉE.** *Lactuca sativa.* ( Syngénésie polygamie égale. L. — Chicoracées.
J. ).

Sucs d'herbe, eau distillée.

**THRIDACE**. Dose : 25 à 50 centigrammes.

**FRUITS ROUGES**. Groseilles. On fait avec leur suc une boisson acidule très agréable ; leur gelée est d'un usage commun. — Cerises, grenades, fraises, framboises. — Fruits sucrés acidules : raisins, mûres, pommes reinettes.

**ÉPINE-VINETTE**. *Berberis vulgaris*. ( Hexandrie monogynie. L. — Berbéridées. J. ).

On prépare avec ses baies, qui sont aigrelettes, un sirop rafraîchissant.

Les astringents deviennent fréquemment tempérants, lorsqu'ils sont fort étendus d'eau.

# CHAPITRE II.

## Astringents.

Les propriétés thérapeutiques de plusieurs médicaments de cet ordre varient beaucoup selon le degré de concentration du remède. Les astringents faibles appartiennent bien plus à la médication sédative qu'à celle qui est tonique ; ils resserrent les fibres, et tendent à diminuer l'action organique du système capillaire sanguin.

### § 1. ASTRINGENTS VÉGÉTAUX.

**ACIDE TANNIQUE**, ou tannin pur. Dose : 5 à 15 centigrammes.

**NOIX DE GALLE**. Excroissances développées par un insecte du genre cynips sur les feuilles du *quercus infectoria*. Dose : en décoction, 5 à 10 grammes.

**FEUILLES** d'aigremoine, de plantain, de quintefeuille, de salicaire, de ronces. Dose : en infusion, 2 ou 3 pincées pour 250 grammes d'eau.

**FLEURS** de grenadier. Pétales de roses rouges ou de Provins. Dose : 1 à 2 grammes en infusion.

**SOMMITÉS** d'orties blanches, de pervenche, de pimprenelle.

**FRUITS** du *rosa canina*, ou cynorrhodon.

**ÉCORCES** de chêne, de noyer, de brou de noix, bois de Campêche. Dose : en décoction, 1 à 2 grammes (1).

**RACINES** de patience, de bistorte, de tormentille, de garance, de rapontie.

**RATANHIA**. *Krameria triandra*. ( Tétrandrie monogynie, Ruiz et Pavon. Polygalées. — D. C.). La racine.

**CACHOU**. *Mimosa cathecu*. (Polygamie monoécie. L.—Légumineuses. J.). C'est l'extrait, par décoction, de la partie ligneuse interne du *mimosa cathecu*; selon Richard, c'est l'extrait des fruits non mûrs. Dose : de 1 à 3 grammes, en pilules ; en teinture, 20 à 30 gouttes; en décoction, 10 à 15 grammes.

**GOMME-KINO**. Matière extractive et résineuse retirée du *nauclea gamber*. (Rubiacées. J.).

_____________

(1) Nous ne croyons pas devoir joindre au nom de plantes d'une faible action ou peu usitées, la désignation botanique et celle des classifications de Linnée et de Jussieu.

Dose : en poudre, 1 à 4 grammes ; en décoction , 5 à 10 grammes.

**SANG-DRAGON.** Gomme-résine extraite du *petrocorpus draco.* (Légumineuses. J.). Dose : en poudre ou en bols , de 1 à 2 grammes.

**MONESIA.** Extrait dont on ignore l'origine , et qui , selon M. Derosne, provient de l'Amérique méridionale. Dose : en pilules , de 5 à 15 décigrammes ; en sirop , 50 grammes.

**COLOMBO.** *Menispermum palmatum.* ( Ménispermées. J. ). La racine. Dose : en poudre , 1 à 5 grammes.

**BENOITE.** *Geum urbanum.* (Icosandrie polyg. L. — Rosacées. J.). La racine en poudre. Dose : 1 à 5 grammes.

**FUMETERRE.** *Fumaria officinalis.* ( Fumariées. D. C. — Diadelphie hexandrie. L.). Dose : décoction , 50 à 60 grammes ; suc , 30 à 90 grammes ; extrait , 2 à 5 grammes.

**BISTORTE.** *Polygonum bistorta.* ( Octandrie trigynie. L. — Polygonées. J.).

**AGARIC DE CHÊNE.** — Comme moyen mécanique pour arrêter les hémorragies.

### § 2. ASTRINGENTS MINÉRAUX.

**ACIDES.** Pour un kilogramme d'eau : sulfurique , 20 à 30 gouttes ; sulfurique alcoolisé (eau de Rabel), 1 à 4 grammes ; nitrique (esprit de nitre dulcifié) , 1 à 4 grammes.

**ALUN.** Sulfate acide d'alumine et de potasse. Dose : dans une potion ou en pilules, de 1 à 5 décigrammes ; en gargarismes ou en injections , 2 à 10 grammes pour 500 grammes d'eau.

**OXYDE BLANC DE ZINC.** Dose : en pilules , de 3 à 5 décigrammes.

**SULFATE DE ZINC.** Dose : de 2 à 5 décigrammes.

**SULFATE DE FER.** Dose : 2 à 5 grammes pour 250 grammes d'eau.

**TARTRATE DE POTASSE ET DE FER.** (Boules de Nancy). — Usage externe.

**ACÉTATE DE PLOMB NEUTRE.** (Sel ou sucre de saturne). Dose : en pilules , 2 à 5 décigrammes.

**SOUS-ACÉTATE DE PLOMB.** ( Extrait de saturne ). Usage externe : 1 à 5 grammes pour 250 grammes d'eau.

**SOUS-BORATE DE SOUDE.** ( Borax ). En gargarismes : 5 grammes pour 250 grammes d'eau.

**EAU DE CHAUX.** A l'intérieur : 25 à 100 grammes de chaux pour 500 grammes d'eau.

# CHAPITRE III.
## Émollients Mucilagineux.

Action sédative et relâchante , saveur douce et sucrée ; pour principe caractéristique , le mucilage ou la fécule.

### § 1. ÉMOLLIENTS VÉGÉTAUX.

**BOURRACHE.** *Borrago officinalis.* (Pentandrie monogynie. L. — Borraginées. J. ). Tiges , feuilles et fleurs. Dose : en infusion , 2 à 3 pincées pour 1 kilogramme d'eau.

**GRANDE CONSOUDE.** *Symphytum majus.* ( Pentandrie monog. L. — Borraginées. J.). La racine. Dose : 30 à 60 grammes pour 2 kilogrammes d'eau ; sirop, dose , 30 à 60 grammes.

**MAUVE.** *Malva sylvestris* et *Malva rotundifolia.* ( Monadelphie polyandrie. L. — Malvacées. J. ). Feuilles et fleurs. Dose : infusion , 2 à 3 pincées pour 1 kilogramme d'eau.

**GUIMAUVE.** *Erethræa officinalis.* (Monadelphie polyandrie. L. — Malvacées. J. ). La racine. Dose : en décoction , 15 à 30 grammes pour 1 kilogramme d'eau ; sirop, 30 à 90 grammes fleurs ; en infusion. — Pâte.

**CAPILLAIRE DE MONT-PELLIER.** *Adianthum capillus Veneris.* (Cryptogamie. L.—Fougères. J. ). Les feuilles. Dose : en infusion, 2 à 3 pincées pour 1 kil. d'eau ; sirop, 30 à 90 grammes; eau distillée, 60 à 120 grammes.

**CAPILLAIRE DU CANADA.** Feuilles de l'*adianthum pedatum.*

**CYNOGLOSSE.** *Cynoglossum officinale.* ( Pentandrie monogynie. L. — Borraginées. J. ). La racine. Dose : en décoction , 15 à 30 grammes pour 1 kilogramme d'eau.

**LYCOPODE.** Poudre du pollen du *lycopodium clavatum.* ( Cryptogamie , mousses. L. — Lycopodiacées. J. ). Poudre à peu près inerte. On s'en sert pour la préparation des moxas.

**CHIENDENT.** *Triticum repens.* ( Triandrie digynie. L. — Graminées. J. ). Tige souterraine. Dose : en décoction, 30 à 60 grammes pour 1 kilogramme d'eau; en extrait, 1 à 5 grammes.

**LIN.** *Linum usitatissimum.* (Monadelphie décandrie. L. — Linées. J. ). Les graines. En décoction, 15 à 30 grammes pour 1 kilogramme d'eau. En farine ,

pour les cataplasmes , huile récente; dose : 30 à 60 grammes.

**SAGAPENUM.** Gomme-résine fournie par une ombellifère incertaine , le *ferula persica* selon les uns , un *lazerpitium* selon d'autres : elle entre dans la préparation de l'emplâtre diachylum gommé.

**GOMME ARABIQUE**, donnée par le *mimosa nilotica.* ( Polygamie monoécie. L. — Légumineuses. J. ). Dose : en poudre , 1 à 4 grammes ; en solution , 10 à 30 grammes pour 1 kilogramme d'eau ; sirop, 30 à 60 grammes.

**GOMME DU SÉNÉGAL**, fournie par le *mimosa senegalensis.* Mêmes doses que pour la précédente.

**GOMME ADRAGANT**, donnée par les *astragali gummifer* , *verus* , *creticus* , *etc.* (Diadelphie décandrie. L. — Légumineuses. J. ). Dose : en poudre, 3 décigrammes à 1 gramme; en solution , 5 à 10 grammes pour 1 kilogramme d'eau.

**SALEP.** Tubercules desséchés de plusieurs orchidées. Dose : en décoction, 15 à 30 grammes pour 1 kilogramme d'eau. On en forme des gelées.

**SAGOU.** Fécule retirée de la tige de plusieurs palmiers, et entre autres du *sagus farinacea.* ( Palmiers. ). Mêmes doses que pour le salep.

**TAPIOKA** et autres fécules. Mêmes doses.

**PULMONAIRE.** *Pulmonaria officinalis.* ( Pentandrie monogynie. L. — Borraginées. J. ). Dose : infusion, 3 à 5 pincées pour 1 kilogramme d'eau.

**SCOLOPENDRE.** Feuilles de l'*asplenium scolopendrium.* (Cryptogamie, fougères. L. — Fougères. J.). Dose : en infusion, 3 à 5 pincées pour 250 grammes d'eau.

**JUJUBES.** Fruits du *ziziphus officinalis*. ( Pentandrie monog. — Rhamnoïdes. J.). Dose : 30 à 60 grammes pour 1 kilogramme d'eau. — Pâte.

**DATTES** et **FIGUES**. Les dattes servent à faire des tisanes; on prépare des gargarismes avec les figues. Dose : n° 4 à 8, en décoction.

**RAISINS SECS.** Fruits du *vitis vinifera*. (Pentandrie monogynie. L.—Vinifères. J.). Dose : en décoction, 30 à 60 grammes pour 1 kilogramme d'eau.

**AMANDES DOUCES.** *Amygdalis communis*. ( Icosandrie monogynie. L.—Rosacées. J.). Dose : en émulsion, 15 à 50 grammes pour 250 grammes d'eau ; huile, 15 à 30 grammes.

**OIGNONS.** *Allium cepa*. (Hexandrie monogynie. L. — Asphodèles. J. ). Cuits, ils servent pour des cataplasmes.

**PRUNEAUX.** Fruits secs du *prunus domestica*. (Rosacées. J.).

**ORGE MONDÉ.** Graines écorcées de l'*hordeum satinum*. (Triandrie digynie. L. — Graminées. J.). Dose : en décoction, 50 à 150 grammes pour 1 kilogramme d'eau. — Orge perlé.

**GRUAU.** Semences de l'avoine. *Avena sativa*. ( Triandrie digynie. L. — Graminées. J. ). Dose : en décoction, 50 à 90 grammes pour 1 kilogr. d'eau.

**RIZ.** Graines de l'*oriza sativa*. (Hexandrie digynie. L. — Graminées. J. ). Dose : 30 à 60 grammes pour 1 kilogramme d'eau.

**CACAO.** Graines du *theobroma cacao*. ( Byttnerracées. ) C'est la base du chocolat.

**PAIN.** Eau panée : décoction de pain édulcorée et aromatisée. — Cataplasmes de pain.

**MELON.** Fruits et graines du *cucumis melo*. ( Monoécie syngénésie. L. — Cucurbitacées. J.). Dose : en émulsion, 15 à 30 grammes pour 250 grammes d'eau.

**CONCOMBRE.** Fruit du *cucumis sativus*. Dose : en émulsion, 5 à 10 grammes.

**COURGE CITRONILLE.** Les graines. Mêmes doses, en émulsion.

**COQUELICOTS** ( pétales et fleurs ). *Papaver rheas*. (Polyandrie monogynie. L. — Papavéracées. J.). Dose : en infusion, 2 ou 3 pincées pour 1 kilogramme d'eau ; sirop, 10 à 30 grammes; eau distillée, 30 à 60 grammes ; teinture, 1 à 5 grammes.

**TUSSILAGE.** Fleurs du *tussilago farfara*. (Corymbifères. J.) Dose : en infusion, 2 ou 3 pincées pour 1 kilogramme d'eau.

**VIOLETTES.** Fleurs du *viola odorata*. (Violacées. J. ). Dose : en infusion, 2 ou 3 pincées pour 1 kilogramme d'eau ; sirop, 30 à 60 grammes.

**BOUILLON BLANC.** Fleurs du *verbascum thapsus*. ( Solanées. ). Dose : en infusion, 2 ou 3 pincées pour 1 kilogramme d'eau.

**CHOU ROUGE.** Feuilles du *brassica oleracea rubra*. (Crucifères.). Dose : en décoction, une poignée pour 1 kilogramme d'eau; sirop, 30 à 60 grammes.

**LICHEN D'ISLANDE.** *Cetraria islandica*. (Lichenées.) Dose : en décoction, 15 à 30 grammes dans 1500 grammes d'eau réduits à 1 kilogramme ; gelée, 30 à 60 grammes ; pastilles, 15 à 30 grammes.

**LICHEN MARITIME.** C'est le *fucus crispus* ou *chondrus polymorphus*. ( Algues ). Même dose.

**RÉGLISSE.** Racine du *glycyrrhiza glabra*. (Légumineuses). Dose : en poudre, 2 à 5 grammes; en décoction , 5 à 10 grammes pour 1 kilogramme d'eau; extrait, 15 à 30 grammes ; pâte, 15 à 30 grammes.

**STOECHAS ARABIQUE.** Fleurs du *lavandula stœchas*. ( Didynamie gymnospermie. L. — Labiées. J. ). Dose : 2 ou 3 pincées en infusion pour 250 grammes d'eau.

**AMIDON** (fécule amylacée ).

**BEURRE DE CACAO.** Huile fixe concrète fournie par la semence du cacao. *Theobroma cacao*. ( Malvacées. J. ).

**EAU** , l'un des principaux agents de la thérapeutique. C'est l'oxyde d'hydrogène. Elle est le véhicule d'un grand nombre de médicaments , et s'emploie à l'extérieur en bains, fomentations , lotions , injections , etc.

### § 2. ÉMOLLIENTS FOURNIS PAR LE RÈGNE ANIMAL.

**GÉLATINE.** Principe immédiat, extrait , par décoction , des parties tendineuses des jeunes animaux.

**ICHTYOCOLLE ,** ou colle de poisson. Vessie natatoire du grand esturgeon (*acipenser huso*). On en prépare une gelée.

**CORNE DE CERF.** On en fait une gelée et la décoction blanche.

**BOUILLONS** de limaçon, de grenouille, de mou de veau, de veau , de poulet, de vipère , de lézard, de tortue , d'écrevisse.

**LAITS** de vache , de brebis, de chèvre, d'ânesse.

**AXONGE.** Graisse de porc. *Adeps suilla*.

**GRAISSE.** *Adeps, pinguedo*. Elle entre , comme l'axonge , dans la préparation des pommades , onguents.

**BEURRE.** *Butyrum*.

**MIEL.** Principe sucré fourni par les abeilles.

**CIRE BLANCHE.** Sorte d'huile concrète fournie par les abeilles ; elle n'a pas d'action par elle-même , mais elle entre dans la composition des oléocérats , onguents , emplâtres et pommades.

**BLANC DE BALEINE.**

## CHAPITRE IV.

## Béchiques, sédatifs de la membrane muqueuse pulmonaire.

On range , c'est-à-dire on confond sous ce nom des médicaments dont les propriétés sont très différentes : beaucoup sont sédatifs , plusieurs sont stimulants ; leur caractère commun, c'est une action présumée spéciale sur le système pulmonaire. Les béchiques particulièrement sédatifs ont été réunis au précédent chapitre. Nous renvoyons à un autre les expectorants, qui sont des stimulants de l'appareil pulmonaire.

## CHAPITRE V.

## Antiphlogistiques , sédatifs du système

sanguin : saignées, sangsues (hirudo medicinalis), ventouses scarifiées, digitale pourprée. ( **Voyez** Classe 3ᵉ.)

## CHAPITRE VI.

## Sédatifs du système nerveux. — Narcotiques.

**OPIUM.** Suc concret et extrait résineux retiré du *papaver somniferum*. ( Polyandrie monogynie. L.— Papavéracées. J. ). Dose : extrait, 1 à 10 centigrammes ; sirop d'opium, 10 à 30 grammes ; sirop diacode, 10 à 30 grammes ; sirop de karabé, 10 à 30 grammes.

**LAUDANUM LIQUIDE DE SYDENHAM.** Dose : 15 à 30 gouttes. 20 gouttes répondent à 5 centigrammes ou 1 grain.

**LAUDANUM, ou GOUTTES** de Rousseau. Dose : 2 à 10 gouttes. 8 gouttes répondent à 5 centigrammes ou 1 grain.

**GOUTTES ANGLAISES.** Dose : 2 à 10 gouttes.

**MORPHINE. — ACÉTATE DE MORPHINE.** Dose : 5 à 25 milligrammes.

**— SIROP** d'acétate de **MORPHINE.** Dose : 1 à 3 grammes.

**-- SULFATE DE MORPHINE.** Dose : 5 à 25 milligrammes.

**— HYDRO-CHLORATE DE MORPHINE.** Dose : 5 à 25 milligrammes.

**NARCOTINE.** Sel cristallisable de Desrone. — Peu employé.

**CODEINE, NARCEINE, MÉCONINE.** Substances extraites de l'opium, et peu employées.

**PAVOTS.** Capsules ou têtes détachées du *papaver somniferum*. L. ( Papavéracées. J. ). Très usitées à l'extérieur. — Le sirop diacode est préparé avec les têtes de pavots. Dose : 15 à 30 grammes.

**COQUELICOTS.** Pétales du *papaver rhœas*. ( Papavéracées.) Dose : en infusion, 2 à 4 pincées ; sirop, 15 à 30 grammes.

Voyez aux autres chapitres les articles Belladone, Jusquiame, Stramonium, Tabac, Ciguë, etc., médicaments qu'il ne faut pas considérer simplement comme des narcotiques.

## CHAPITRE VII.

## Laxatifs ou relâchants.

Ces médicaments, dont l'action sédative se fait particulièrement ressentir sur le canal intestinal, doivent pour la plupart leurs propriétés à un principe mucoso - sucré. Mais presque tous impriment au tube digestif une modification particulière, et telle qu'il est difficile de déterminer, parmi eux, le point précis où la propriété relâchante finit et celui où la stimulation commence. Nous croyons devoir renvoyer leur énumération au chapitre des Purgatifs. ( Voyez *Excitants.* )

# DEUXIÈME CLASSE.

## MÉDICATION TONIQUE ET STIMULANTE.

### 1° MÉDICATION TONIQUE.

**EFFETS THÉRAPEUTIQUES.** Stimulation lente et graduelle des tissus ; tendance à l'accroissement de l'action organique ; excitation des fonctions digestives et circulatoires. — La plupart des médicaments de cette classe sont des amers, ils doivent leurs propriétés à un principe amer, au tannin, à l'acide gallique. Plusieurs sont astringents, d'autres sont aromatiques ; presque tous sont fébrifuges, mais à des degrés très divers ; beaucoup sont stimulants.

**QUINQUINA.** Ecorces d'arbres du genre *cinchona*. (Pentandrie monogynie. L. — Rubiacées. J. ). On en connaît plusieurs espèces : le quinquina gris ( *cinchona condaminea* ) ; le jaune ( *cinchona cordifolia* ) ; le quinquina blanc (*cinchona ovalifolia*); le quinquina orangé (*cinchona lancifolia* ) ; le quinquina rouge ( *cinchona oblongifolia*). Doses : en poudre, 15 à 30 grammes ; en décoction, 10 à 50 grammes ; en extrait sec, 5 décigrammes à 1 gramme ; en sirop, 15 à 30 grammes; en teinture, 5 à 15 grammes ; en vin, 30 à 60 grammes.

— **QUININE.** Dose du sulfate : de 25 à 50 centigrammes.

— **CINCHONINE.** Dose du sulfate : de 25 à 50 centigrammes.

**SAULE.** Ecorce des *salix alba*, *capræa*, etc. (Salicinées). Dose : en poudre, de 15 à 30 grammes ; en décoction, de 15 à 60 grammes pour 1 kilogramme d'eau.

— **SALICINE.** Matière alcaloïde retirée des écorces de saule. Dose : en poudre, de 5 à 25 centigrammes.

**PHLORIDZINE.** Principe immédiat extrait de l'écorce fraiche de la racine de pommier. — Mêmes propriétés et même dose que la salicine.

**MARRONNIER D'INDE.** Ecorce de l'*æsculus hippocastanum*. (Hippocastanées). Dose : en poudre, de 10 à 15 grammes ; en décoction, de 30 à 60 grammes.

**GRATIOLE.** Racine et feuilles du *gratiola officinalis*. (Diandrie monogynie. L. — Antirrhinées. J. ). Dose : en poudre, de 1 à 3 grammes ; en décoction, de 15 à 30 grammes pour 1 kilogramme d'eau.

**SERPENTAIRE DE VIRGINIE.** Racine de l'*aristolochia serpentaria*. ( Gynandrie hexandrie. L. — Aristolochiées. J. ). Dose : en poudre, de 1 à 3 grammes ; en infusion, de 5 à 10 grammes pour 150 grammes d'eau ; vin, de 1 à 5 gros dans 500 grammes de vin ; extrait, de 1 à 3 grammes.

**AUNÉE.** Racine de l'*inula helenium.* ( Syngénésie polyg. superflue. L. — Corymbifères. J.). Dose : en poudre, de 1 à 3 grammes ; en décoction, de 15 à 30 grammes pour 1 kilogramme d'eau ; en extrait, de 1 à 3 grammes ; sirop, de 30 à 60 gram. ; vin, de 30 à 60 gram.

**GENTIANE.** Racine du *gentiana lutea.* ( Pentandrie monogynie. L. — Gentianées. J. ). Dose : en poudre, de 1 à 3 grammes ; extrait, de 1 à 2 grammes ; teinture, 1 gramme ; en décoction, de 10 à 15 grammes pour 1 kilogramme d'eau.

**BENOITE.** Racine du *geum urbanum.* ( Icosandrie polyg. L. — Rosacées. J.). Dose : en poudre, de 5 à 10 grammes ; en teinture, de 5 à 10 grammes ; en décoction, 30 grammes pour 1 kilogramme d'eau.

**ARISTOLOCHE.** Racines des *aristolochia longa* et *rotunda.* ( Gynandrie hexandrie. L. — Aristolochiées. J. ). Dose : la poudre, de 1 à 3 grammes ; la teinture, de 1 à 5 grammes ; l'extrait, de 1 à 5 grammes.

**FUMETERRE.** Toutes les parties du *fumaria officinalis.* ( Diadelphie hexandrie. L. — Fumariées. D. C. ). Dose : la décoction, de 30 à 60 grammes pour 1 kilogramme d'eau ; le suc, de 30 à 90 grammes ; l'extrait, de 25 à 50 grammes ; le sirop, de 15 à 30 grammes ; l'eau distillée, de 60 à 90 grammes.

**BARDANE.** Racine de l'*arctium lappa.* (Cynarocéphales. J.)

Dose : en décoction, de 30 à 60 grammes pour 1 kilogramme d'eau.

**PATIENCE.** Racine du *rumex patientia.* (Hexandrie trigynie. L.— Polygonées. J. ). Dose : en décoction, de 30 à 60 grammes pour 1 kilogramme d'eau.

**CHICORÉE SAUVAGE.** Feuilles et racines du *cichorium intybus.* ( Syngénésie polygamie égale. L. — Chicoracées. J.). Dose : en décoction, une poignée pour 1 kilogramme d'eau ; sirop, 30 à 60 grammes.

**MÉNIANTHES.** Feuilles et tiges rampantes du *menianthes trifoliata.* ( Pentandrie monogynie. L.—Gentianées. J.). Dose : le suc, de 60 à 90 grammes ; extrait, 1 à 5 grammes ; décoction, 15 à 30 grammes pour 1 kilogramme d'eau.

**PISSENLIT.** Feuilles et racine du *leontodon taraxacum.* — **MILLEFEUILLE.** *Achillea millefolium.*

**QUASSIA AMARA.** Racine et écorce. ( Décandrie monogynie. L.—Simaroubées. J.). Dose : en poudre, 1 à 3 grammes ; en teinture, 1 à 3 grammes ; en extrait, 1 à 3 grammes ; en décoction, 1 à 5 grammes pour 1 kilogramme d'eau ; vin, 30 grammes.

**SIMAROUBA.** Écorce du *simarouba guyanensis.* ( Décandrie monogynie. L. — Simaroubées. J. ). Dose : en poudre, de 1 à 3 grammes ; en décoction, de 5 à 10 grammes pour 1 kilogramme d'eau ; teinture, de 1 à 5 gros ; sirop, 10 à 15 grammes ; en extrait, de 10 à 25 grammes.

**COLOMBO.** Racine du *menispermum palmatum.* ( Dioécie dodécandrie. L. — Ménispermées. J. ). Dose : en poudre, de 1 à 3 grammes ; en teinture , de 3 à 5 grammes ; en décoction, 5 grammes pour 250 grammes d'eau ; en extrait , de 1 à 2 grammes ; vin , de 30 à 60 grammes.

**RACINE DE JEAN DE LOPEZ.** *Radix lopeziana.* — **ÉCORCE DE WINTER.** *Cortex winteriana.* — Peu usitées.

**CODAGAPALA.** Ecorce du *nerium anti-dysentericum.* — **CONTRA-YERVA.** Racine du *dorstenia contra-yerva.* — Peu usités.

**TORMENTILLE.** Racine de la *tormentilla erecta.* ( Icosandrie polyg. L. — Rosacées. J. ).

**CAMOMILLE ROMAINE.** *Anthemis nobilis.* ( Syngén. polyg. sup. L.—Corymbifères. J.).Dose : en poudre, de 1 à 3 grammes ; en infusion , de 2 à 5 grammes pour 1 kilogramme d'eau; en teinture, de 1 à 3 grammes ; huile essentielle , de 10 à 15 gouttes ; extrait , de 1 à 3 grammes ; conserve, comme la poudre; eau distillée , de 30 à 60 grammes.

**ABSINTHE.** Sommités de l'*artemisia absinthium.* ( Polygamie superflue. L. — Corymbifères. J.). Dose : celle de la camomille.

**CHAMOEDRYS.** Germandrée. — **CHAMOEPITIS.** Ivette.

**GERMANDRÉE** , petit chêne. Sommités du *teucrium chamœdrys.* (Didynamie gymnospermie. L. — Labiées. J. ).

**IVETTE.** Sommités du *teucrium chamœpytis.* Dose : en infusion, 30 grammes pour 250 gr. d'eau; en poudre, 1 à 3 grammes.

**CENTAURÉE.** Sommités fleuries de l'*erythræa centaurium.* ( Pentandrie monogynie. L. —

Gentianées. J.). Dose : en infusion , de 15 à 30 grammes pour 1 kilogramme d'eau ; en poudre, de 1 à 3 grammes ; extrait et teinture, même dose; suc , de 30 à 90 grammes.

**CHARDON-BÉNIT.** Sommités fleuries du *centaurea benedicta.* ( Syngénésie polygamie frustranée. L. — Cynarocéphales. J.). Dose : extrait, de 1 à 3 grammes; en décoction, de 30 à 60 grammes pour 1 kilogramme d'eau; en poudre , de 1 à 3 grammes.

Le *cynesin*, principe actif du chardon bénit, a été isolé par M. Guérin. Il se présente sous la forme de belles aiguilles blanches , et est extrêmement amer. Mêmes propriétés et même dose que la salicine.

**CHARDON-ROLAND.** Racine de l'*eryngium campestre.* ( Pentandrie digynie. L. — Ombellifères. J.). Dose : en décoction, 30 à 60 grammes pour 1 kilogramme d'eau.

**SCORDIUM.** Germandrée aquatique. *Teucrium scordium.* ( Didynamie gymn. L. — Labiées. J. ). Le scordium entre dans la préparation de la thériaque , du diascordium , de la poudre d'herminthocorton composée.

**CHAUSSE-TRAPPE.** Sommités fleuries du *centaurea calcitrapa.*

**SAUGE.** Sommités fleuries du *salvia officinalis.* ( Diandrie monogynie. L. — Labiées. J.). Dose: en infusion, de 1 à 5 grammes pour 250 grammes d'eau.

**ANGUSTURE.** Vraie écorce du *cusparia febrifuga.* ( Décandrie monog. L. — Rutacées. J.). Dose : en poudre, de 1 à 3 grammes ; en infusion , 15 grammes pour 250 grammes d'eau ; teinture, 50 grammes ; électuaire ; 15 à 30 grammes.

**CASCARILLE.** Ecorce du *croton cascarilla*. ( Monoécie monadelphie. L. — Euphorbiacées. J.). Dose : infusion et décoction, de 5 à 10 grammes pour 250 grammes d'eau ; teinture, de 1 à 5 grammes; sirop, de 5 à 15 grammes; extrait, de 1 à 5 grammes ; poudre, de 1 à 5 grammes.

**HOUBLON.** Sommités et cônes de l'*humulus lupulus*. ( Urticées. J.). Dose : décoction et infusion, 30 à 60 grammes pour 1 kilogramme d'eau ; suc, de 60 à 120 grammes ; extrait, de 2 à 4 grammes.

**HOUX.** Feuilles de l'*ilex aquifolium*. (Illicinées. J.). Dose : en poudre, 5 à 10 grammes dans du vin blanc.

### RÈGNE ANIMAL.

**BILE DE BOEUF.** Dose : extrait , 1 à 2 grammes.

### RÈGNE MINÉRAL. — FER.

**LIMAILLE** *de fer*. Dose : 5 décigrammes à 2 grammes , en pilules ; vin chalybé , 10 à 15 grammes.

**OXYDE NOIR DE FER.** Dose : 5 décigrammes à 1 gramme.

**OXYDE ROUGE.** Dose : de 10 à 15 grammes.

**CARBONATE DE FER.** Dose: 10 décigrammes à 2 grammes.

**CYANURE DE FER** hydraté. ( Bleu de Prusse ). Dose : 2 à 4 décigrammes.

**TARTRATE DE POTASSE** et **DE FER, SOLIDE.** ( Boules de mars ). Dose : 5 décigrammes à 1 gramme.

**PERCHLORURE DE FER.** (Tartrate de fer). On en prépare la teinture de Bestuchef.

**IODURE DE FER.**

**EAUX MINÉRALES FERRUGINEUSES.**

## II° MÉDICATION STIMULANTE.

Un grand nombre des médicaments de cette classe appartiennent à celle des toniques, qui renferme elle-même beaucoup de stimulants. Le caractère de l'action des médicaments stimulants, c'est une vive excitation des forces et des mouvements organiques; leurs effets principaux sont une vive accélération de la circulation , l'augmentation de la chaleur, et un profond ébranlement du système nerveux. Au reste , l'intensité de la stimulation varie depuis une excitation vive et soudaine mais passagère , jusqu'à l'empoisonnement immédiat. Parmi les agents thérapeutiques de cette classe , quelques-uns paraissent avoir un effet spécial sur le système nerveux, d'autres sur l'appareil urinaire, d'autres sur la membrane muqueuse bronchique; il en est dont l'action est générale et instantanée : ce sont les stimulants diffusibles. La plupart des médicaments stimulants ont une odeur aromatique très forte, qu'ils doivent à une huile volatile.

## CHAPITRE I.
## Stimulants diffusibles.

**VIN.** Plus il contient d'alcool, plus il est stimulant, plus il est diffusible. A la dose de quelques cuillerées, c'est un bon stomachique.

**ALCOOL** (esprit-de-vin). Liquide qui se forme pendant la fermentation spiritueuse du sucre ; on le nomme eau-de-vie quand il provient du vin, tafia ou rhum quand il est fourni par le sucre de canne, rack quand il est donné par le riz. Le 5/6 du commerce est le seul qui soit reçu dans les hôpitaux militaires ; on le porte à 36° à la pharmacie centrale des hôpitaux de Paris, pour les préparations qui exigent ce degré. L'alcool sert d'excipient aux alcoolats et aux alcoolés ou teintures.

**ÉTHERS.** Ils résultent de l'action de divers acides sur l'alcool. — Il y en a de différentes espèces : 1° **ÉTHERS SIMPLES,** composés d'oxygène, de carbone et d'hydrogène. *Éther sulfurique.* — 2° *Éthers composés,* sels neutres à base d'hydrogène carboné : éthers chlorhydrique, iodrique, bromydrique, cyanhydrique, etc.— 3° Ethers résultant de la combinaison d'un oxacide et d'éther sulfurique, autrement d'un oxacide d'hydrogène carboné et d'eau. — Éther hypo-azoteux ou nitrique, acétique, etc.

**HUILES ESSENTIELLES.**

# CHAPITRE II.
## Stimulants généraux.

**CAMPHRE.** Huile volatile concrète, extraite du *laurus camphora.* ( Ennéandrie monogynie L.— Laurinées. J.) Dose : en poudre, 1 à 3 décigrammes ; en lavement, de 1 à 10 grammes ; alcool camphré à l'intérieur, 5 à 10 grammes.

**ACIDE BENZOÏQUE.** Fleurs de benzoin. Dose : en poudre, 5 centigrammes à 5 décigrammes dans une potion.

**ARNICA.** Fleurs et racines de l'*arnica montana.* ( Syngénésie polygamie superflue. L. — Corymbifères. J.). Dose : en poudre, 5 à 10 grammes ; fleurs en infusion, 5 à 10 grammes ; eau distillée, 30 à 90 grammes ; extrait, 50 centigrammes à 1 gramme.

**CANNELLE.** Ecorce du *laurus cinnamomum.* ( Ennéandrie monogynie. — Laurinées. J. ). Dose : en poudre, de 1 à 5 grammes ; en infusion, de 2 à 10 grammes ; en teinture, de 5 à 10 grammes ; eau distillée, 10 à 15 grammes ; huile essentielle, 2 à 8 gouttes ; sirop alcoolique, 10 à 30 grammes ; extrait, 5 décigrammes à 1 gramme.

**CLOUS DE GIROFLE.** Boutons de fleurs du *caryophyllus aromaticus.* ( Icosandrie monogynie. L. — Myrtacées. J. ). Dose : poudre, 1 gramme ; teinture, 2 à 4 grammes ; eau distillée, 8 à 15 grammes ; huile essentielle, 1 à 10 gouttes.

**MUSCADE.** Amande du *myristica moschata.* ( Dioécie monadelphie. L. — Myristiées. J.). Dose : en poudre, 1 à 2 grammes ; teinture, 2 à 5 grammes ; huile essentielle, 4 à 8 gouttes.

**GINGEMBRE.** Racine du *zingiber officinalis.* ( Monandrie monogynie. L. — Amomées. ). Dose : en poudre, 2 à 3 décigram. ; en décoction, 5 grammes pour 1 kilogramme d'eau ; sirop, 15 à 30 grammes ; teinture, 2 à 5 grammes ; eau distillée, 30 à 90 grammes ; extrait, 5 décigrammes à 1 gramme.

**ZÉDOAIRE.** Racine du *kœmpferia rotunda.* ( Monandrie

monogynie. L. — Amomées. J.).
Dose : en poudre , 2 à 5 grammes ; teinture, 5 à 10 grammes ;
extrait , 1 à 2 grammes.

**CUBÈBE.** Fruits du *piper cu-
beba.* ( Diandrie monogynie. L.
—Pipérinées. J. ). Dose : en poudre , 5 à 10 grammes.

**POIVRE NOIR.** Fruits du
*piper nigrum.* ( Pipérinées. J. ).
Dose : en poudre , 2 à 5 décigrammes.

**CAFÉ.** Graines du *coffea
arabica.* ( Pentandrie monogynie. — Rubiacées. J.). Dose :
poudre , en infusion, 90 à 120
gram. pour 500 grammes d'eau.

**BAIES DE GENIÈVRE.**
Fruits du *juniperus communis.*
( Dioécie monadelphie. L. —
Conifères. J.). Dose : en poudre,
2 à 5 grammes; en infusion, 5 à
15 grammes pour 1 kilogramme
d'eau ; teinture, 2 à 5 grammes;
eau distillée, 60 à 120 grammes;
extrait, 1 à 5 grammes.

**VANILLE.** Fruits du *vanilla
aromatica.* (Orchidées. J.) Dose:
en poudre , 5 décigrammes à 2
grammes ; en infusion , 5 à 10
grammes pour 1 kilog. d'eau.

**AIL.** Bulbes composées de
l'*allium sativum.* ( Hexandrie
monogynie. L. — Liliacées. J.).
Dose : suc, 5 à 10 gouttes.

**THÉ.** Feuilles du *thea viri-
dis.* (Polyandrie monogynie. L.
— Théacées. J.). Dose : en infusion, 2 à 5 grammes pour 500
grammes d'eau.

**GALANGA OFFICINA.** *Kœmpferia galanga.* ( Monandrie
monogynie. L. — Balisiers. J.).
*Alcoolat de térébenthine.*

**GALBANUM** composé. *Bu-
bon galbanum.* ( Pentandrie
monogynie. L. — Ombellifères.
J.). Gomme-résine employée dans
la confection de la thériaque ,
du diascordium.

**ACHE** des marais. *Apium gra-
veolens.* ( Pentandrie digynie. —
Ombellifères). Dose : au moins
5 à 10 grammes pour 1 kilogramme d'eau.

**MENTHE POIVRÉE.** Som-
mités fleuries du *mentha pipe-
rita.* Didynamie gymnospermie.
L. — Labiées. J. ). Dose :
en infusion , 1 à 2 pincées
pour 1 kilogramme d'eau ;
eau distillée, 30 à 120 grammes;
huile essentielle , 5 à 8 gouttes ; teinture , 2 à 5 grammes.

**ROMARIN.** Sommités du *ros-
marinus officinalis.* ( Diandrie
monogynie. L. — Labiées. J. ).
Dose : en infusion, 5 à 10 grammes par kilogramme d'eau ; eau
distillée, 30 à 120 grammes ;
teinture , 1 à 5 grammes ; huile
essentielle , 2 à 8 gouttes.

**MARJOLAINE.** Feuilles et
sommités fleuries de l'*origanum
majorana.* ( Didynamie gymnospermie. L.—Labiées. J.). Dose :
en infusion, 2 à 4 pincées pour
1 kilogramme d'eau.

**MELISSE.** Sommités du *me-
lissa officinalis* ( Labiées. J. ).
Dose : en infusion, 2 à 4 pincées
pour 1 kilogramme d'eau ; eau
distillée, 30 à 120 grammes ;
teinture, 2 à 10 grammes; huile
essentielle, 2 à 8 gouttes ; sirop,
30 à 60 grammes.

**DICTAME DE CRÈTE.** *Origanum dictamnus.* ( Didynamie
gymnospermie. L. — Labiées.
J.). Feuilles et sommités fleuries.
— *Diascordium.*

**GENÉVRIER.** Baies du *juniperus communis.* (Dioécie monadelphie. L. — Conifères. J.).

**LAVANDE.** Sommités du *lavandula spica.* ( Labiées. J. ).

2

Dose : en infusion, 5 à 10 grammes par kilogramme d'eau; eau distillée, 30 à 120 grammes; teinture, 2 à 5 grammes ; huile essentielle, 2 à 8 gouttes; vinaigre , 15 à 30 grammes.

**ANIS.** Fruits du *pimpinella anisum* ( Pentandrie digynie. L. —Ombellifères. J.). Dose : en infusion, 30 grammes dans 1 kilog. d'eau; eau distillée , 30 à 60 grammes; poudre, 5 à 10 grammes ; teinture, 5 à 10 grammes; huile essentielle, 6 à 12 gouttes.

**ANGÉLIQUE.** Racines, tiges et fruits de l'*angelica archangelica*. (Pentandrie digynie. L. — Ombellifères. J.). Dose : en poudre, 2 à 5 grammes; racine en décoction , 10 à 15 grammes.

**CORIANDRE.** Fruits du *coriandrum sativum*. (Pentandrie digynie. L. — Ombellifères. J. ). Dose : en infusion, 15 grammes pour 500 grammes d'eau ; en poudre , 1 à 5 grammes.

Mêmes doses pour les semences de fenouil et du carvi.

**TABAC.** Feuilles du *nicotiana tabacum*. (Pentandrie monogynie. L. — Solanées. J. ). Dose : en lavement , 4 à 5 grammes.

**ARMOISE.** Sommités de l'*artemisia vulgaris*. ( Syngénésie polyg. superflue. L. — Corymbifères. J. ). Dose : en infusion , 5 à 10 grammes par kilogramme d'eau ; eau distillée , 30 à 120 grammes.

**TANAISIE.** Sommités et fruits du *tanacetum vulgare*. ( Syngénésie polygamie superflue. L. — Corymbifères. J.). Dose : sommités, en infusion, 30 à 60 grammes pour 1 kilogramme d'eau ou de vin; poudre , 5 à 10 grammes; fruits, en infusion, 10 à 15 grammes pour 250 gram-

mes d'eau; poudre, 5 décigrammes à 1 gramme.

**MATRICAIRE.** Sommités du *matricaria parthenium*. (Synanthérées. J. —Corymbifères. J.). Mêmes doses que la camomille.

**ENCENS.** *Thus olibanum*. ( Décandrie monogynie. L. — Térébinthacées. J.).

**BENJOIN.** Baume extrait du *styrax benzoin*. (Styracées. J.). Dose : teinture, 1 à 10 grammes ; sirop, 15 à 30 grammes.

**IODE , IODURES , IODOFORME.** ( Voyez **IODE** , aux *Corps simples.* )

Acides acétique concentré , hydro-chlorique , nitrique, sulfurique, etc.

**HUILES ESSENTIELLES VOLATILES** de citron, de menthe poivrée , de térébenthine.

## STIMULANTS GÉNÉRAUX FOURNIS PAR LE RÈGNE ANIMAL.

**AMMONIAQUE LIQUIDE : 5** à 10 gouttes dans une potion.

L'ammoniaque peut être fourni par quelques végétaux,

— **ACÉTATE D'AMMONIAQUE** ( esprit de Mindérérus): de 8 à 60 grammes dans une potion.

—**HYDRO-CHLORATE D'AMMONIAQUE** , ou sel ammoniac.

Hydro-chlorate double d'ammoniaque et de fer, ou fleurs martiales de sel ammoniac : de 5 décigrammes à 2 grammes en pilules ou dans une potion.

— **CARBONATE D'AMMONIAQUE** , ou sel d'Angleterre : en pilules, de 3 à 5 décigrammes; dans une potion , de 5 décigrammes à 1 gramme.

**PHOSPHORE**. Dose : 5 milli-grammes ( 1/10 de grain ) dans une émulsion ; éther phosphoré , 5 à 10 gouttes dans une potion; huile phosphorée, 20 à 30 gout-tes dans un looch.

**MUSC**. Castoréum , ambre gris. ( Voir *Antispasmodiques*.) Ce sont des stimulants diffusibles très actifs.

## STIMULANTS GÉNÉRAUX FOURNIS PAR LE RÈGNE MINÉRAL.

**CHLORE**. Fumigation avec le chlore.

**CHAUX** ( chaux vive). Oxyde de calcium. On l'emploie ordinai-rement à l'extérieur. Dose : l'eau de chaux à l'intérieur , 50 à 100 grammes dans du petit-lait.

## CHAPITRE III.

# Stimulants particuliers à l'appareil pulmo-naire. — Expecto-rants.

Ils ne débilitent pas , ils exci-tent la membrane muqueuse des bronches , et c'est en cela qu'ils diffèrent des béchiques. (V. *Sé-datifs*.)

**BAUME DU PÉROU**, fourni par le *myroxylum peruiferum*. ( Décandrie monogynie. L. — Légumineuses. J.). Dose : 3 dé-cigrammes à 1 gramme dans une potion.

**BAUME DE TOLU** , donné par le *myroxylum toluiferum*. (Légumineuses. J.) Dose : 3 déci-grammes à 1 gramme dans une potion ; teinture , 20 à 30 gouttes ; sirop , 30 grammes.

**GOMME AMMONIAQUE.**. Gomme-résine fournie par le *fo rema ammoniacum*. (Ombellifè-res. J.). Dose : 5 décigrammes à 1 gramme dans une potion ou en pilules ; teinture , 1 à 2 grammes.

**MYRRHE**. Gomme-résine re-tirée de l'*amyris kataf*. (Téré-binthacées. J. ). Dose : 5 déci-grammes à 4 grammes ; teinture, 20 à 30 gouttes.

**RÉSINE ÉLÉMI**. *Resina ele-mi*. (Octandrie monogynie. L. — Térébinthacées. J. ). Gomme-ré-sine en masses onctueuses.

**TÉRÉBENTHINE ORDINAIRE** ou du mélèze, fournie par le *laryx europæa*. (Conifères. J. ). Dose : 5 décigrammes à 4 grammes en pilules ou dans une émulsion ; en lavement, de 4 à 15 grammes; essence de térébenthine, de 1 à 8 grammes dans une émulsion.

**BAUME DE COPAHU**. Téré-benthine fournie par le *copai-fera officinalis*. ( Décandrie mo-nogynie. L. — Légumineuses. J.). Placé ici par ses analogies na-turelles , le baume de copahu n'est cependant pas employé comme béchique. Dose : de 20 à 30 gouttes dans une potion; de 1 à 15 grammes et plus dans le traitement de la blennorrha-gie.

**GOUDRON**, fourni par le *pi-nus maritima*. ( Monoécie mo-nadelphie. L. — Conifères. J.). Dose: 15 à 30 grammes dans 1 kilogramme d'eau.

**VÉRONIQUE**. Feuilles et som-mités du *veronica officinalis*. ( Diandrie monogynie. L. — Scrofulacées. J. ). Dose : 2 ou 3 pincées en infusion.

**ORIGAN**. Sommités fleuries de l'*origanum vulgare*. ( Didy-

namie gymnospermie. L. —
Labiées. J. ).

**F. D'HYSOPE, D'ERYSIMUM,
DE CAPILLAIRE , D'ORTIE
BLANCHE.** Dose : en infusion ,
2 ou 3 pincées pour 250 grammes d'eau.

**MARRUBE.** Feuilles du *mar-
rubium vulgare*. ( Didynamie
gymnospermie. L. — Labiées.
J.). Mêmes doses.

**BOURGEONS DE SAPIN.**
*Pinus abies*. ( Monoécie monadelphie. L. — Conifères. J. ).
Dose : en décoction, 1 à 5
grammes pour 1 kilogramme
d'eau.

**POLYGALA DE VIRGINIE.**
Racine du *polygala senega*. ( Diadelphie octandrie. L. — Polygalées. J.). Dose : en poudre, 1 à 5
grammes; en décoction, 15 à 30
grammes pour 1 kilogramme
d'eau ; en sirop, 30 à 60 grammes ; en extrait, 1 à 5 grammes ;
vin , 15 à 30 grammes.

**PHELLANDRE AQUATIQUE.**
Graines du *phellandrium aquati-
cum*. ( Ombellifères. J. ). Dose :
en infusion, 1 à 5 grammes pour
250 grammes d'eau.

**LIERRE TERRESTRE.**
Fleurs du *glechoma hederacea*.
( Didynamie gymnospermie. L.
— Labiées. J. ). Dose : en infusion, 2 ou 3 pincées pour 250
grammes d'eau ; sirop, 30 à 60
grammes ; eau distillée, 30 à 60
grammes.

( Voir aux *Sédatifs* les Béchiques émollients. )

**IODE** et **IODURES , IODO-
FORME.** — ( Voyez **IODE**, aux
*Corps simples*. )

**SOUFRE** en pastilles. Dose :
30 à 60 grammes.

**CRÉOSOTE.** Liquide pyro-

géné incolore provenant de la
distillation des matières animales. Dose : 1 à 5 gouttes dans
une potion.

## CHAPITRE IV.

# Stimulants du système nerveux. — Antispasmodiques.

On réunit, sous la dénomination fort mal définie d'antispasmodiques , des médicaments de
propriétés très diverses et quelquefois absolument opposées.
Plusieurs stimulent le système
nerveux , d'autres lui impriment une modification qui n'est
ni la stimulation ni la sédation;
quelques-uns sont sédatifs dans
certaines circonstances, et stimulants dans d'autres. Tous les
stimulants généraux excitent for-
tement le système nerveux.

**ORANGER** (feuilles et fleurs).
Voyez le chapitre des *Sédatifs*.

**VALÉRIANE.** Racine du *va-
leriana officinalis*. ( Triandrie
monogynie. L. — Valérianées.
J. ). Dose: en poudre, de 5 à 10
grammes ; en teinture , de 2 à
5 grammes ; en extrait , de 1 à
5 grammes ; en eau distillée , de
30 à 60 grammes.

**OEILLET.** Pétales du *dian-
thus caryophyllus*. ( Caryophyl-
lées. J.). Dose : en infusion, 15
grammes pour 500 grammes
d'eau ; sirop , de 30 à 60 gram.

**PIVOINE.** Racine du *pæonia
officinalis*. ( Renonculacées. J. ).
Dose : en poudre, 2 à 5 grammes;
teinture, 2 à 5 grammes ; en
décoction , 15 à 30 grammes ;
en extrait , 1 à 5 grammes;
sirop , 15 à 60 grammes.

**ASSA-FOETIDA.** Gomme-résine retirée du *ferula assa-fœtida.* ). Pentandrie digynie. L. — Ombellifères. J.). Dose : en pilules, 3 décigrammes à 1 gramme dans une potion ; teinture, 1 à 2 grammes ; en lavement, 5 à 10 grammes.

**CAFÉ , THÉ , ÉTHERS , TILLEUL** , etc. ( Voyez *Stimulants.* )

### RÈGNE ANIMAL.

**MUSC.** *Moschus moschiferus.* L. ( Mammifères ruminants.)

Matière grasse et onctueuse, d'une saveur âcre et un peu amère, et d'une odeur forte, extrêmement diffusible. Dose : 50 à 60 centigrammes dans une potion.

## CHAPITRE V.

## Stimulants de l'action cutanée. — Diaphorétiques, Sudorifiques, Rubéfiants, Cautérisants.

### § 1. DIAPHORÉTIQUES.

Ils appellent sur la peau une chaleur halitueuse , premier degré de la sueur. La plupart des boissons émollientes, prises à un certain degré de température , produisent un effet diaphorétique ; mais les médicaments suivants possèdent plus spécialement cette propriété.

**BOURRACHE.** Sommités du *borrago officinalis.* ( Pentandrie monogynie. L. — Borraginées. J. ). Dose : en décoction, 5 grammes pour 1 kilogramme d'eau ; sirop , 30 grammes.

**SUREAU.** Fleurs et fruits du *sambucus nigra.* ( Pentandrie trigynie. L. — Caprifoliées. J.). Dose : en infusion , 5 grammes pour 1 kilogramme d'eau ; eau distillée , 60 à 120 grammes ; rob de sureau , 30 à 60 grammes.

**DOUCE-AMÈRE.** Tiges du *solanum dulcamara.* (Pentandrie monogynie. L. — Solanées. J.). Dose : en décoction , 15 à 30 grammes ; en extrait, 2 à 5 grammes.

**THÉ , BARDANE , SAPONAIRE , SCABIEUSE, CHARDON - BÉNIT , CERFEUIL.**

### § 2. SUDORIFIQUES.

Ils provoquent une sueur plus ou moins abondante. Mais ce qu'il importe d'observer , c'est que pour obtenir cet effet, de même que la diaphorèse , le concours de la chaleur ajoutée au médicament est ordinairement indispensable ; encore faut-il que le malade soit dans un lit chaud, et qu'il soit bien couvert. Dès-lors on ne saurait déterminer avec beaucoup de précision ce qui reste d'action spéciale au médicament diaphorétique ou sudorifique : ceux-ci ( les sudorifiques ) ont d'autres propriétés médicales que celles de porter à la sueur.

**SASSAFRAS.** Écorce et bois du *laurus sassafras.* ( Ennéandrie monogynie. L. — Laurinées. J. ). Dose : en infusion , 10 à 15 grammes ; alcoolat, 2 à 5 grammes ; huile essentielle, 2 à 10 gouttes.

**GAYAC.** Bois et écorce du *guaiacum officinale.* (Décandrie monogynie. L. — Rutacées. J. )

Dose : en poudre, 1 à 5 grammes; en décoction , 15 à 30 grammes pour 1 kilogramme d'eau ; teinture , 1 à 5 grammes ; extrait , 1 à 5 grammes.

**SALSEPAREILLE.** Racine du *smilax salsaparilla.* ( Dioécie hexandrie. L. — Smilacées. J. ). Dose : en décoction, 30 à 120 grammes pour 1 kilogramme d'eau ; sirop, 15 à 60 grammes ; extrait, 60 centigrammes à 1 gramme.

**SQUINE.** Racine du *smilax china.* (Asparaginées. J. ). Dose : en décoction, 30 à 60 grammes; en poudre , 2 à 5 grammes ; en extrait , 1 à 5 grammes.

**SUMAC.** Racine du *rhus toxicodendrum.* (Térébinthacées. J.). Dose : en décoction, 5 à 10 grammes; en extrait, 5 décigrammes à 1 gramme ; teinture , 10 à 30 gouttes; poudre, 5 centigrammes à 2 décigrammes.

**BUIS.** Ecorce et bois du *buxus semper virens.* (Euphorbiacées). Dose : en décoction, 30 à 60 grammes pour 1 kilogramme d'eau.

**SOUFRE.** Sulfure de potasse : — ammoniaque, acétate d'ammoniaque.

**OXYDE D'ANTIMOINE.** Soufre doré d'antimoine , — Bains de vapeur. — Ce sont d'excellents sudorifiques.

### § 3. RUBÉFIANTS et VÉSICANTS.

**POIX BLANCHE.**

**GAROU.** Ecorce du *daphne gnidium.* ( Octandrie monogynie. L. — Thymélées. J. ). Dose : en décoction ( comme sudorifique ), 5 à 10 grammes, en application sur la peau.

**IRIS DE FLORENCE.** Globules faits avec la tige souterraine de l'*iris florentina.* (Triandrie monogynie. L. — Iridées. J. ). Ces globules ne sont ni rubéfiants , ni vésicants ; ce sont des corps étrangers irritants dont on se sert pour l'entretien des cautères.

**CANTHARIDES.** *Meloe vesicatorius.* L. (Coléoptères. )

Les *meloe proscarabœus , maïalis* et *cichorii* possèdent aussi la propriété vésicante.

**TARTRE STIBIÉ.** Le tartre stibié , la potasse, la soude , les frictions avec les acides minéraux , l'alcool, l'euphorbe, la verveine, la clématite , la térébenthine , l'ammoniaque , le raifort sauvage, l'ail, la moutarde noire produisent la rubéfaction de la peau.

Vésication avec l'eau bouillante. — Vésication au marteau (avec un marteau chauffé dans l'eau bouillante ).

### § 4. CAUTÉRISANTS.

Leur action est une véritable brûlure; ils font plus que rubéfier la peau , ils détruisent son tissu.

Acides minéraux concentrés: alcalis caustiques, nitrate d'argent fondu, chlorure d'antimoine, chlorure de zinc.

**NITRATE ACIDE DE MERCURE** cristallisé ou liquide.

**PATES ARSENICALES.**

# CHAPITRE VI.
## Stimulants du système lymphatique.

**FONDANTS , ANTI-SCORBUTIQUES.**

**CRESSON** de fontaine. *Nas-*

*turtium officinale.* ( Tétradynamie siliculeuse. L. — Crucifères).
Dose : en infusion , 30 grammes pour 500 grammes d'eau ; suc , 30 à 60 grammes.

**RAIFORT SAUVAGE.** Racine du *cochlearia armoracia.* ( Tétradynamie siliculeuse. L. — Crucifères. J. ). Dose : suc , 15 à 30 grammes ; teinture , 5 à 10 grammes ; infusion , 15 à 30 grammes.

**COCHLEARIA.** Feuilles du *cochlearia officinalis.* ( Tétradynamie siliculeuse. L. —Crucifères. J. ). Dose : suc , 50 à 90 grammes ; teinture , 15 à 50 grammes ; infusion , 50 à 60 grammes ; sirop , 50 à 60 grammes.

**SUCS D'HERBE.** Les meilleurs sont ceux des plantes grasses.

— Suc de laitue. Dose : 250 à 500 grammes.

— Suc de dent-de-lion. On l'extrait de la tige et des fleurs. Dose : 250 à 500 grammes.

— Suc de cerfeuil. Dose : 50 à 100 grammes.

Les sucs d'herbe sont particulièrement bons aux mois d'avril , de mai et de juin.

**HOUBLON , SAPONAIRE , PETITE PASSERAGE ,** feuilles de **VÉRONIQUE** et de **BECCABUNGA, CIGUE.**

**CARBONATE DE POTASSE.**

**IODE** et **IODURES** de plomb, de potasse, de fer et de soufre.

**SAVON AMYGDALIN.** Dose : en pilules , 5 décigr. à 1 gram.

**BROME.** Hydro-bromates de potasse et de soude.

**MERCURE** et **MERCURIAUX, OXYDE ROUGE DE MERCURE.** ( Deutoxyde de mercure ; précipité *per se.* ) — Employé à l'extérieur comme stimulant énergique.

— **PROTO-CHLORURE DE MERCURE** ( calomel , mercure doux ). Dose : comme purgatif, 2 à 8 décigrammes ; comme altérant et antisyphilitique , **2** à 5 décigrammes.

— **DEUTO-CHLORURE DE MERCURE** ( sublimé corrosif). Dose : en pilules, 5 à 25 milligrammes. — *Liqueur de Van-Swieten* ( solution du deutochlorure de mercure ). Dose : 10 à 30 grammes. ( 32 grammes répondent à un demi-grain.)

— **CHLORURE DOUBLE DE MERCURE ET DE MORPHINE.** ( Voyez *Pilules.* )

— **PROTO-AZOTATE AMMONIACO-MERCURIEL** ( mercure soluble d'Hahnemann ). Dose : 5 à 10 milligrammes.

— **PROTO-IODURE DE MERCURE.** Dose : 1 à 5 centigrammes en pilules ; à l'extérieur , en pommade.

— **DEUTO-IODURE DE MERCURE.** Dose : 1 à 5 milligrammes en solution alcoolique et étherée, ou en pilules.

— **IODURE DOUBLE DE MERCURE ET DE MORPHINE.** ( Voyez *Pilules.* )

— **CYANURE DE MERCURE.** Dose : 5 à 25 milligrammes. C'est le prussiate de mercure.

— **PROTO-NITRATE DE MERCURE.** Dose : sirop de Belet, 10 à 15 grammes. A l'extérieur, c'est un escarrotique.

— **SULFURE ROUGE DE MERCURE** ( cinnabre ). On en fait des pommades et des fumigations.

— **HYDRO-CHLORATE DE BARYTE.**

—**ACÉTATE DE MERCURE.**
Dose : 1 à 5 centigrammes.

Le mercure entre dans la composition de l'eau phagédénique, des trochisques escarrotiques, de divers sirops, etc.

OR. En poudre, on en fait un sirop et une pommade détersive.

— **OXYDE D'OR.** Dose : 1 à 5 centigrammes.

— **CHLORURE D'OR.** Dose : 2 à 5 milligrammes.

— **CHLORURE D'OR ET DE SODIUM.** Même dose.

— **CYANURE D'OR.** Même dose.

Les préparations de mercure et d'or, quelques-unes surtout, sont des poisons irritants très violents, dont l'action stimulante n'est nullement spéciale au système lymphatique.

# CHAPITRE VII.

## Stimulants de l'appareil urinaire. — Diurétiques.

Ils ont la propriété d'augmenter l'action sécrétoire des reins, mais on peut assez difficilement déterminer jusqu'à quel point ils la possèdent. En effet, comme toutes les boissons aqueuses, abondantes, mucilagineuses et légèrement acides ou aromatiques produisent cet effet, on ne sait pas toujours en quoi consiste spécialement la vertu diurétique. D'une part, les médicaments appelés diurétiques manquent très souvent leur effet ; d'autre part, ils le partagent avec beaucoup d'autres : aussi est-ce, peut-être, une question en matière médicale que de savoir s'il est des médicaments qui méritent ce nom de diurétiques, de préférence à d'autres. Le nitrate de potasse n'est pas plus diurétique que beaucoup d'autres sels.

**SCILLE.** *Radix scillæ.* Bulbe de la *scilla maritima.* ( Hexandrie monogynie. L. — Asphodélées. J. ). Dose : en poudre, 25 à 50 centigrammes ; teinture, 1 à 10 grammes ; vinaigre, 1 à 10 grammes ; oxymel scillitique, 15 à 30 grammes ; extrait, 5 à 20 grains.

**DIGITALE POURPRÉE.** (Voir Médicaments *incertæ sedis.*)

**ASPERGES.** Racines de l'*asparagus officinalis.* ( Asparaginées. J. ). Dose : en décoction, 30 à 60 grammes ; sirop de pointes d'asperges, 30 à 60 grammes.

**FRAISIER.** Racines du *fragaria vesca.* ( Icosandrie polygynie. L. — Rosacées. J. ). Dose : décoction, 15 à 30 grammes pour 500 grammes d'eau.

**ARÊTE-BOEUF.** Racine de l'*ononis arvensis.* ( Diadelphie décandrie. L. — Légumineuses. J. ). Dose : en décoction, 30 à 60 grammes.

**PERSIL.** Racines de l'*apium petroselinum.* ( Pentandrie digynie. L. — Ombellifères. J. ). Dose : en décoction, 30 grammes pour 1 kilogramme d'eau.

**PARIÉTAIRE.** Tiges et feuilles du *parietaria officinalis.* ( Polygamie monoécie. L. — Urticées. J. ). Dose : en décoction, 15 à 30 grammes pour 1 kilogramme d'eau.

**CAPRIER.** Racine du *capparis spinosa.* ( Capparidées. J. ). Dose : en décoction, 15 à 30 grammes pour 500 grammes d'eau.

**ACONIT-NAPEL.** Feuilles de l'*aconitum napellus.* ( Polyandrie trigynie. L. — Renonculacées. J. ). Dose : extrait , 2 centigrammes à 5 décigrammes.

**COLCHIQUE.** Bulbes et graines du *colchicum autumnale.* (Hexandrie monogynie. L. — Colchicacées. J. ). Dose : poudre , 5 centigrammes à 2 décigrammes ; sirop , 30 à 60 grammes ; vinaigre , 15 grammes.

**PETIT-HOUX** ou **FRAGON.** Racine du *ruscus aculeatus.* (Asparaginées. J. ). Dose : en décoction , 30 à 60 grammes pour 500 grammes d'eau.

**BUSSEROLE** ou **RAISIN D'OURS.** Feuilles de *l'arbutus uva ursi.* ( Ericinées. J.). Dose : en décoction , 2 à 10 grammes ; en poudre , 1 à 5 grammes.

**CAINCA.** Racine du *chiococca anguicida.* ( Rubiacées ). Dose : en poudre , 2 à 5 grammes ; extrait , 10 décigrammes à 1 gramme ; teinture , 2 à 10 grammes.

**PETIT - BOUCAGE.** Racine du *pimpinella saxifraga.* ( Ombellifères. J.). Dose : décoction , 30 à 60 grammes pour 1 kilogramme d'eau. — Racines du **CAPRIER,** *capparis spinosa;* — du **CHARDON - ROLAND ,** *eryngium campestre.*

**NITRATE DE POTASSE.** Dose : en poudre , 5 décigrammes à 1 gramme et plus.

**CARBONATE DE POTASSE.** Dose : en poudre , 5 décigrammes à 4 grammes.

**BI-CARBONATE DE SOUDE.** Dose : en poudre , de 5 décigrammes à 2 grammes.

**ACÉTATE DE SOUDE.** Dose : en poudre, 2 à 10 grammes. — Acétate de potasse.

**ACÉTATE D'AMMONIAQUE.** Dose : 5 à 10 grammes.

# CHAPITRE VIII.

## Stimulants particuliers du système utérin. — Emménagogues.

**ARMOISE , RHUE , SAFRAN , MENTHE , MÉLISSE , SABINE.** (Voyez *Stimulants généraux.*)

**SEIGLE ERGOTÉ.** *Secale cereale.* Dose : en infusion, 1 à 2 grammes pour 250 grammes d'eau.

La meilleure préparation du seigle ergoté est la poudre fraîche à la dose de 6 décigrammes à 2 grammes, délayée dans de l'eau sucrée ou dans du vin blanc. Le seigle ergoté entre dans la préparation des mixtures obstétriques de MM. Goupil, Devers , Dufrénoy, etc. : ces mixtures ne sont autre chose que la poudre de seigle ergoté, à laquelle on ajoute du sirop ou du sucre et une eau aromatique.

# CHAPITRE IX.

## § 1. STIMULANTS DES GLANDES SALIVAIRES, OU SIALAGOGUES.

**MERCURE.**

**PYRÈTHRE.** Racine de l'*anthemis pyrethrum.* L. ( Ombellifères.)

**ANGÉLIQUE.** Racine de l'*angelica archangelica.* ( Ombellifères.)

**GINGEMBRE.** Racine du *zingiber officinale.* (Amomées.)

**IMPÉRATOIRE.** Racine de l'*imperatoria ostruthium.* ( Ombellifères. )

**CLOUS DE GIROFLE.** *Caryophyllus aromaticus.*

**CRESSON DE PARA.** *Spilanthus oleraceus.*

**§ 2. STIMULANTS DE LA MEM-BRANE PITUITAIRE. — STERNUTATOIRES.**

**TABAC , BÉTOINE , AR-NICA , PTARMIQUE.** Feuilles de l'*achillæa ptarmica.* Scille.

# CHAPITRE X.

## Stimulants spéciaux de la membrane muqueuse gastro-intestinale. — Évacuants.

**§ 1. ÉMÉTIQUES.** *A. Végétaux.*

**IPÉCACUANHA.** Racine du *cephælis ipecacuanha.* (Pentandrie monogynie. L. — Rubiacées. J.). Dose : en poudre, 6 décigrammes à 1 gramme ; teinture, 15 à 30 grammes ; vin, 15 à 60 grammes.

**AZARUM** ou **CABARET.** Racine et feuilles de l'*azareum europæum.* ( Aristolochiées. J. ). Dose : en poudre , 5 à 15 décigrammes.

**B. ÉMÉTIQUES MINÉRAUX.**

**TARTRE STIBIÉ** ou émétique. Tartrate de potasse et d'antimoine. Dose : en poudre , 5 à 15 centigrammes ; vin émétique, 25 à 50 centigrammes.

**KERMÈS MINÉRAL.** Sous-hydro-sulfate d'antimoine. Dose : 3 à 5 décigrammes suspendus dans un verre d'un liquide huileux.

**SOUFRE DORÉ D'ANTIMOI-NE.** Même dose.

**SULFATE DE ZINC.** Dose : 1 à 2 décigrammes.

**§ 2. PURGATIFS. ÉVACUANTS DONT L'ACTION SE FAIT PARTICULIÈREMENT SENTIR SUR LE CANAL INTESTINAL.**

*A.* LAXATIFS. Ils sont fort différents des purgatifs proprement dits : on trouve dans leur composition un corps sucré , un mucilage , de l'huile fixe. Les purgatifs agissent en produisant une irritation spéciale ; il n'en est pas de même des laxatifs, qui exercent sur le tube intestinal une impression relâchante.

Comme il serait difficile d'établir une ligne de démarcation absolue entre les évacuants laxatifs et les purgatifs irritants , ce Formulaire ne les séparera point.

**MANNE.** Suc concret qui coule du *fraxinus ornus.* ( Polygamie dioécie. L.— Jasminées. J.). Dose : 15 à 30 grammes dans 250 grammes d'eau.

**MANNITE.** C'est le principe sucré de la manne.

**CASSE.** Pulpe renfermée dans le fruit du *cassia fistula.* ( Décandrie monogynie. L. — Légumineuses. J.). Dose : en décoction, 60 à 120 grammes pour 1 kilogr. d'eau ; pulpe , 15 à 30 grammes.

**TAMARIN.** Pulpe du fruit du *tamarindus indica.* ( Triandrie monogynie. L. —Légumineuses. J. ). Dose : en décoction, 30 à 60 grammes pour 1 kilogr. d'eau.

**PRUNEAUX.** Fruits desséchés du *prunus domestica.* (Rosacées. )

**NERPRUNS.** Fruits du *rham-*

*nus catharticus.* (Pentandrie monogynie. L. — Rhamnées. J. ).
Dose : en sirop , de 15 à 60 grammes ; en rob , 5 à 10 grammes.

**TARTRATE ACIDULE DE POTASSE** ( crème de tartre ).
Dose : 15 à 30 grammes.

**RICIN.** Graines du *ricinus communis.* ( Monoécie monadelphie. L. —Euphorbiacées. J. ).
Dose : de l'huile, 15 à 60 grammes; du sirop, 30 à 90 grammes. Le ricin a une action quelquefois irritante.

**HUILE D'AMANDES DOUCES** , retirée des grains de l'*amygdalus sativa.* Dose : 15 à 60 grammes.

**HUILES** d'olive, *olea europæa* ; de noix , *juglans regia.*

**MAGNÉSIE CALCINÉE.** Dose : 1 à 5 grammes.

**MIEL.**

**MERCURIALE.** Feuilles du *mercurialis annua.* ( Euphorbiacées. ) —Mellite de mercuriale. Dose : 4 à 30 grammes.

*B.* PURGATIFS IRRITANTS OU CATHARTIQUES. — VÉGÉTAUX.

**PURGATIFS SALINS. SULFATE DE SOUDE** ( sel de Glauber). Dose : 30 à 60 grammes.

**PHOSPHATE DE SOUDE.** Dose : 30 à 60 grammes.

**ACÉTATE DE SOUDE.** Dose: 8 à 15 grammes.

**HYDRO-CHLORATE DE SOUDE** ( sel marin ). Dose : 15 à 30 grammes.

**TARTRATE DE POTASSE** et de soude ( sel de Seignette). Dose: 30 à 60 grammes.

**SULFATE DE MAGNÉSIE** ( sel d'epsom ). Dose : 15 à 60 grammes.

**ACÉTATE DE POTASSE** ( terre foliée de tartre ). Dose : 8 à 15 grammes.

**SULFATE DE POTASSE.** Dose : 15 à 30 grammes.

**TARTRATE ACIDE DE POTASSE** (crème de tartre). Dose : 30 grammes.

**TARTRATE NEUTRE DE POTASSE.** Dose : 16 à 30 grammes.

**SÉNÉ.** Feuilles et follicules ou fruits de plusieurs espèces du genre *cassia* , et spécialement des *cassia acutifolia* , *lancifolia* et *obovata.* ( Décandrie monogynie. L. — Légumineuses. J. ). Dose : en infusion, 8 à 15 grammes pour 190 grammes d'eau ; en poudre , 10 décigr. à 4 grammes ; en teinture , 5 à 10 grammes.

**RHUBARBE.** Racine du *rheum palmatum.* ( Ennéandrie tryginie. L. —Polygonées. J. ). Dose : en infusion, 10 à 15 grammes pour 190 grammes d'eau ; en poudre, 2 à 15 grammes ; teinture , 5 à 10 grammes ; sirop , 15 à 60 grammes; extrait , 2 à 5 grammes.

**GRATIOLE.** Feuilles du *gratiola officinalis.* Dose : décoction, 15 grammes pour 1 kilogr. d'eau ; en poudre , 2 à 5 grammes.

**PÊCHES.** Feuilles et fleurs de l'*amygdalus persica.* ( Icosandrie monogynie. L. — Rosacées. J. ). Dose : en infusion, 15 à 30 grammes pour 250 grammes d'eau ; en sirop , 30 à 60 grammes.

**DRASTIQUES.** Ils sont, pour la plupart, très irritants.

**JALAP.** Racine du *convolvulus jalapa.* ( Pentandrie monogynie. L. — Convolvulacées. J. ).

Dose : en poudre , de 1 à 5 grammes; teinture , 1 à 5 grammes ; vin , 60 à 120 grammes ; résine , 25 à 50 centigrammes.

**ELLÉBORE NOIR.** *Helleborus niger.* ( Polyandrie monogynie. L. —Renonculacées. J. ). Dose : en poudre , 50 centigrammes à 1 gramme ; extrait aqueux, 20 à 50 grammes.

**ALOÈS.** Suc épaissi de l'*aloe perfoliata.* ( Hexandrie monogynie. L. — Asphodélées. J. ). Dose : en pilules , 25 centigrammes à 1 gramme ; en teinture , 6 à 12 gouttes.

**SCAMMONÉE.** Suc gommorésineux qui provient du *convolvulus scammonia.* ( Pentandrie monogynie. L. — Convolvulacées. J. ). Dose : en poudre , 25 centigrammes à 1 gramme.

**MECHOACAN.** Racine du *convolvulus mechoachan.* ( Pentandrie monogynie. L. — Convolvulacées. J. ). Peu usité.

**COLOQUINTE.** *Fructus colocynthidis.* (Monoécie syngénésie. L. — Cucurbitacées. J.).

**BRYONE.** Racine du *bryonia dioica.* (Monoécie syngénésie. L. — Cucurbitacées. J. ). Dose : en poudre , 50 centigrammes à 1 gramme ; extrait , 50 à 75 centigrammes.

**EUPATOIRE.** *Herba eupatoria.* ( Syngénésie polygamie égale. L. — Corymbifères. J.).

**GOMME-GUTTE.** Extrait du *cambogia gutta.* ( Polyandrie monogynie. L. —Guttifères. J.).

**TURBITH.** Racine du *convolvulus turpethum.* ( Convolvulacées ). Même dose que le jalap.

**AGARIC BLANC** ou du mélèze. *Boletus larycis.* Dose : 3 à 5 décigrammes. — Peu usité.

**HUILE DE CROTON TI-** GLIUM , fournie par les graines du *croton tiglium.* ( Monoécie monadelphie. L. — Euphorbiacées. J. ). Dose : 1 à 2 gouttes dans un mucilage, un sirop , une émulsion.

**HUILE D'ÉPURGE** , fournie par les graines de l'*euphorbia lathyris.* ( Euphorbiacées ). Dose : 8 à 12 gouttes.

**EUPHORBE.** Gomme-résine retirée de l'*euphorbia officinarum.* (Euphorbiacées). Dose : en poudre , 1 à 3 décigrammes.

**COLCHIQUE.** Bulbes et semences du *colchicum autumnale.* ( Hexandrie monogynie. L. — Colchicacées. J.). Dose : poudre, 5 centigrammes à 1 décigramme ; extrait , 2 centigrammes à 1 décigramme; teinture , 20 à 25 gouttes ; vin , 10 décigrammes à 2 grammes.

**PROTO - CHLORURE DE MERCURE** ( calomélas ). Dose : 3 à 10 décigrammes , à petite dose. Il est peu irritant.

**ÉTAIN.** Dose : en poudre , 1 à 5 grammes.

**VÉRATRINE.** Principe actif et alcaloïde du colchique et de la cévadille. — Peu usité.

## § 3. VERMIFUGES.

**FOUGÈRE MALE.** Racine du *polypodium felix mas.* ( Cryptogamie. L. — Fougères. J. ). Dose : en poudre , 15 à 30 grammes ; en décoction , 15 à 30 grammes ; eau distillée, 60 à 120 grammes ; teinture , 5 à 10 grammes ; huile essentielle , 8 à 10 gouttes.

**MOUSSE DE CORSE.** Mélange de différentes espèces d'algues marines, et en particulier du *fucus helminthocorton*. Dose : en infusion , 5 à 10 grammes dans 250 grammes d'eau.

**ABSINTHE.** Sommités de *l'artemisia absynthium*. ( Syngénésie polygamie frustranée. L. — Corymbifères. J. ). Dose : en infusion , 60 à 120 grammes pour 1 kilogramme d'eau ; en teinture, 5 à 15 grammes ; vin , 30 à 120 grammes; eau distillée, 30 à 120 grammes ; huile essentielle , 5 à 10 grammes ; extrait, 5 à 10 grammes ; conserve , 20 à 25 grammes.

**CÉVADILLE.** Fruit du *veratrium sabadilla*. ( Colchicacées. J. ). Dose : de 10 à 60 grains.

**SEMEN-CONTRA** ou **SEMEN-TINE.** Fruits de *l'artemisia judaïca*. ( Syngénésie polygamie frustranée. L. — Corymbifères. J. ). Dose : en poudre , 1 à 5 grammes ; en infusion , 1 à 5 grammes pour 1 demi-kilogramme d'eau ; en teinture , 1 à 5 grammes.

**PÊCHER.** —Fleurs de pêcher. Dose : sirop , 30 à 60 grammes. — Chicorée sauvage , ricin , ail , azédarach.

**GRENADIER.** Ecorce fraîche de la racine du *punica granatum*. ( Icosandrie monogynie. L. — Myrtées. J.). Dose : en décoction, 50 à 80 grammes pour 1 kilogramme d'eau. (Tœnia.)

**CORALINE.** *Corallina officinalis*. Espèce de polypier flexible , qui croît sur les rochers des bords de la mer. ( Règne animal ). Dose : en poudre , 50 centigrammes à 1 gramme ; en infusion , 5 à 30 grammes pour 250 grammes d'eau.

**HUILE ANIMALE DE DIPPEL.** Produit pyrogéné de la distillation à feu nu des matières animales. Dose : 5 à 20 gouttes en pilules.

**HUILE EMPYREUMATIQUE DE CHABERT.** C'est le produit de la distillation d'un mélange d'une partie d'huile empyreumatique de corne de cerf, et de quatre parties d'huile de térébenthine. ( Contre le tœnia ). Dose : 2 à 5 grammes mêlés avec le double en poids de sirop de limon.

# TROISIÈME CLASSE.

## MÉDICAMENTS DONT L'ACTION EST VARIABLE.

Nous placerons dans cette classe des médicaments quelquefois très énergiques, dont l'action thérapeutique est très variable. Ils ne sont ni débilitants, ni stimulants, ni antispasmodiques ; leurs effets ne sont ni une excitation, ni la sédation, et diffèrent en outre beaucoup selon les circonstances. Un nombre assez grand de médicaments, qui sont inscrits aux précédents chapitres, devraient l'être dans celui-ci, le camphre par exemple, dont, après tant d'années et d'expériences, les propriétés thérapeutiques sont fort mal déterminées.

Cette classe renferme des poisons infiniment dangereux, dont un médecin d'hôpital doit ne faire usage qu'avec une circonspection extrême : il vaudrait mieux, peut-être, ne pas en employer du tout, d'abord parce qu'ils ne sont jamais absolument indispensables, ensuite parce que leur action, si dangereuse toujours, est fort inconstante, quant à l'effet thérapeutique spécial qu'on en espère : tels sont les arseniates à l'intérieur, l'eau distillée de laurier-cerise, l'acide hydro-cyanique.

**BLEU DE PRUSSE** (cyanure double de fer hydraté). — Peu employé.

**JUSQUIAME.** Feuilles et fleurs de l'*hyosciasmus niger*. (Pentandrie monogynie. L. — Solanées. J.). Dose : en poudre, 15 à 50 centigrammes ; extrait, 5 centigrammes à 1 gramme ; teinture, 5 à 10 grammes.

**BELLADONE.** Feuilles, baies et fleurs de l'*atropa belladona*. (Pentandrie monogynie. L. — Solanées. J.). Dose : en poudre, 5 à 20 centigrammes ; extrait, 1 à 5 centigrammes ; teinture, 2 à 5 gouttes. — Pommade.

**CIGUË** (grande-). Feuilles du *conium maculatum*. (Pentandrie monogynie. L. — Ombellifères. J.).

— **CIGUË AQUATIQUE**, *herba cicutæ aquaticæ*.

— **PETITE-CIGUË**, ou œthuse. Dose : en poudre, 10 à 50 centigrammes ; extrait, 10 à 50 centigrammes.

**MANDRAGORE.** Racine du *datura stramonium*. (Pentandrie monogynie. L. — Solanées. J.). Dose : en poudre, 5 à 50 centigrammes ; extrait, 5 à 20 centigrammes ; teinture (elle est faite avec les graines), 1 gramme.

**TABAC.** (Voyez *Stimulants*.)

**DOUCE-AMÈRE.** Tige sarmenteuse du *solanum dulca-amara*. (Pentandrie monogynie. L. — Solanées. J.). Dose : en décoction , 5 à 10 grammes pour 1 kilogramme d'eau ; extrait , 5 à 10 grammes.

**ACONIT.** Feuilles de l'*aconitum napellus*. (Polyandrie trigynie. L. — Renonculacées. J.). Dose : extrait , 2 à 50 centigrammes.

**LAITUE VIREUSE.** Feuilles du *lactuca virosa*. L. — Peu employée.

**NOIX VOMIQUE.** Graines du *strychnos , nux vomica*. (Pentandrie monogynie. L. — Apocynées. D. C.) Dose : en poudre, de 1 à 20 centigrammes ; en extrait , de 1 à 20 centigrammes ; en teinture , 5 à 20 gouttes.

**STRYCHNINE.** Alcali végétal extrait de la noix vomique. Dose : 5 à 25 milligrammes , en pilules.

**FÈVES DE ST-IGNACE.** Poison très dangereux , semences du fruit de l'*ignatia amara*.

**DIGITALE POURPRÉE.** Feuilles du *digitalis purpurea*. (Didynamie angiosp. L. — Antirrhinées. J.). Dose : en poudre, de 1 à 60 centigrammes ; teinture , 10 à 30 gouttes ; infusion , 1 à 5 grammes pour 230 grammes d'eau ; extrait , 25 à 50 centigrammes.

**ARSENIC** et arseniates. Poison irritant très violent. Usage sur la peau.

**ACIDE HYDRO-CYANIQUE.** Poison infiniment dangereux. Dose de l'acide affaibli ou médicinal : 5 à 50 gouttes.

**—CYANURE DE POTASSIUM.** Dose : 1 à 5 centigrammes.

**— CYANURE DE ZINC.** Peu usité.

**LAURIER-CERISE.** Feuilles du *cerasus lauro-cerasus*. (Rosacées). Dose : eau distillée , 10 à 40 gouttes ; huile essentielle , 1 à 5 centigrammes.

**AMANDES AMÈRES.** Graines de l'*amygdalus sativa amara*. (Rosacées). Dose : eau distillée , 10 à 40 gouttes ; huile essentielle , 1 goutte.

**NITRATE D'ARGENT.** A l'intérieur. — Dose : en pilules , 5 à 10 milligrammes.

# DEUXIÈME PARTIE.

# PRÉPARATIONS OFFICINALES.

# Seconde Classe.

MÉDICAMENTS EMPLOYÉS POUR L'USAGE INTERNE.

*1ʳᵉ Section. — Forme sèche ou solide.*



*2ᵐᵉ Section. — Forme molle.*



*3ᵐᵉ Section. — Forme liquide.*



*4ᵐᵉ Section. — Forme gazeuse.*

BAINS ET DOUCHES DE VAPEURS, FUMIGATIONS.

# Deuxième Partie.

# PRÉPARATIONS OFFICINALES.

## 1<sup>re</sup> Section.

# DES CORPS SIMPLES

### ET DES MÉDICAMENTS DONT ILS SONT LA BASE.

Pour bien comprendre le rôle que remplissent les corps simples dans la préparation d'un grand nombre de médicaments, il importe de rappeler quelques idées élémentaires.

Les corps simples sont ceux dont les molécules, nommées intégrantes, sont toujours les mêmes, toujours parfaitement identiques, quelle que soit la ténuité de la division à laquelle on puisse les soumettre. Leur nombre varie en plus ou en moins selon les progrès de la science, qui tantôt en découvre de nouveaux, et tantôt parvient à en décomposer quelques-uns. On en admet aujourd'hui 54. Le calorique, la lumière, l'électricité et le magnétisme ne sont pas compris dans ce chiffre, d'abord parce qu'il n'est pas prouvé que ce soient des corps, ensuite parce que ces quatre principes peuvent se réduire à deux et peut-être même à un seul.

On partage en deux séries les corps simples : 1° corps simples non métalliques ou métalloïdes, au nombre de dix ( l'un d'eux est composé ) : hydrogène , bore, carbone, soufre, phosphore, sélénium, iode, brome, chlore et azote ; 2° corps simples métalliques ou métaux, qui, se combinant en différentes proportions avec l'oxygène, forment des acides et plus souvent des oxydes, bases d'un grand nombre de sels.

Un *acide* est un corps qui a une saveur aigre et la propriété de rougir la teinture de tournesol, qui est bleue. Leur radical est ordinairement l'oxygène (acides) et quelquefois l'hydrogène (hydracides). — Ainsi les acides sont des corps composés soit d'oxygène, soit d'hydrogène, et d'une substance simple ou corps combustible. Si la combinaison a lieu dans plusieurs proportions, elle donne lieu à autant de corps parfaitement distincts. Le plus oxygéné prend la désinence en *ique* (acide sulfurique), et le moins oxygéné la désinence en *eux* (acide sulfureux). L'addition de la particule *hypo* annonce une quantité moindre d'oxygène. L'acide hypo-sulfurique contient moins d'oxygène que l'acide sulfurique, et en possède plus que l'acide sulfureux. L'acide hypo-sulfureux est moins oxygéné que l'acide sulfureux.

Les *oxydes* sont des corps composés formés d'oxygène et d'une substance simple, qui n'ont pas la saveur aigre et qui ne rougissent pas la teinture de tournesol. Si l'oxygène s'unit à la substance simple en différentes proportions, il en résulte des composés différents, nommés, selon la quantité d'oxygène qu'ils contiennent : *protoxydes* (minimum d'oxygénation), *deutoxydes, trioxydes* et *peroxydes* (maximum d'oxygénation). Un oxyde combiné avec l'eau est un *hydrate*.

On nomme *sels* des corps composés qui résultent de la combinaison d'un oxyde métallique avec un acide. Il est cependant des sels qui résultent de l'union d'un acide avec des bases salifiables, telles que l'ammoniaque, la morphine. On divise les sels en sels neutres, sels acides, et sels avec excès de base. La base, c'est l'oxyde ou la substance particulière dont la combinaison avec un acide constitue un sel. Le sel est appelé *neutre*, si, dans la combinaison de l'acide avec l'oxyde, les propriétés de l'un et de l'autre se sont masquées et neutralisées. Les sels avec excès d'acide sont appelés *sursels;* ils peuvent contenir une fois et demie, deux fois et même trois fois autant d'acide qu'un sel neutre, et sont appelés dès-lors *sesquisels*, *bisels*, *trisels*. Les sels avec excès de base, c'est-à-dire d'oxyde, sont appelés *sesquibasiques*, *bibasiques* et *tribasiques*, selon qu'ils contiennent une fois, deux fois ou trois fois autant de base que le sel neutre. Le sous-sesquicarbonate de fer hydraté est la rouille qui se forme à l'air libre.

Ces courtes notions élémentaires sont justifiées par le retour fréquent dans la langue médicale des termes qui viennent d'être définis.

Tous les corps simples, soit combinés, soit dans leur état normal, ne fournissent pas des médicaments à la thérapeutique ; le tableau suivant n'a dû faire mention que de ceux dont la pharmacie fait usage.

Ce n'est point ici le lieu de parler de l'emploi médical des corps impondérables, l'électricité, le magnétisme, le calorique ; il suffit d'en faire mention.

# DEUXIÈME PARTIE.

# PRÉPARATIONS OFFICINALES.

## I. Corps simples métalloïdes.

### OXYGÈNE.

Corps simple dont la propriété est de se combiner avec les autres, et de les brûler en les convertissant en acides ou en oxydes. Il est toujours à l'état de gaz, quand il n'est pas uni à d'autres corps. L'oxygène est le principe générateur de presque tous les acides; il est sans usage en thérapeutique.

### HYDROGÈNE.

Principe générateur de l'eau, qui est formée d'un volume de gaz oxygène et de deux volumes de gaz hydrogène. On le trouve dans la plupart des produits du règne organique. Le gaz hydrogène est le plus léger des gaz; il pèse quatorze fois moins que l'air. C'est le radical de plusieurs acides (hydracides), l'acide hydro-phtorique, l'acide chlorhydrique ou hydro-chlorique : on n'en fait aucun emploi direct dans la matière médicale. L'eau hydrogénée est peu usitée.

### AZOTE.

Ce gaz forme plus des trois quarts de la masse de l'atmosphère, et il entre dans la composition de presque toutes les substances animales ; il ne se combine que dans des circonstances particulières avec l'oxygène, et forme avec lui cinq composés ou corps distincts qui sont les protoxyde et bioxyde d'azote, l'acide hypo-azoteux, l'acide azoteux et l'acide azotique. Uni à l'état naissant avec le carbone, il forme le cyanogène (proto-azotide de carbone). Combiné avec l'hydrogène, ce qui n'a pas lieu directement, il donne naissance à une base salifiable qui est l'ammoniaque.

On a essayé son emploi, mais sans succès, dans le traitement de la phthisie pulmonaire.

**ACIDE AZOTIQUE** ( nitrique ). Il contient 26 parties d'azote et 74 d'oxygène. L'acide azotique alcoolisé ( esprit de nitre dulcifié) est formé de 500 grammes d'alcool à 33°, et de 100 grammes d'acide azotique à 34°. Il entre dans la préparation des azotates, de l'alcool nitrique, des pommades.

— *Azotate d'argent fondu* (pierre infernale oxygénée et citrine). Formé ainsi : argent en grenaille , 100 grammes ; acide azotique à 33°, 100 grammes. Sa cassure est cristalline et rayonnée. C'est un caustique violent. Il ne faut pas confondre l'azotate d'argent fondu avec l'azotate d'argent cristallisé.

— *Azotate de mercure cristallisé* ( proto-nitrate de mercure ). Il est formé ainsi : mercure pur, et acide azotique à 25°, parties égales. C'est un caustique violent.—*Proto-azotate ammoniaco-mercuriel.* C'est le mercure soluble d'Hahnemann. Dose: 5 à 15 milligrammes.

— *Azotate de potasse* (salpêtre ou sel de nitre). Dose : pour 1 kilogramme d'eau , 1 à 5 grammes. Il entre dans la composition de la tisane apéritive, de bols nitrés et camphrés , des pilules savonneuses, d'une poudre camphrée.

—*Azoture d'hydrogène* ( alcali volatil fluor ). *Ammoniaque.* C'est un stimulant énergique.

## CHLORE.

C'est un gaz de couleur verdâtre , d'une odeur suffocante , d'une saveur forte et spéciale, d'une faible affinité pour l'oxygène , mais très avide d'hydrogène. Si l'on met le chlore en contact avec l'hydrogène dans un lieu obscur, la combinaison entre les deux gaz s'opère à l'instant. Lorsqu'on a exposé le mélange aux rayons solaires , des vapeurs blanches se dégagent , c'est l'acide chlorhydrique formé de toutes pièces. Le chlore à l'état simple est employé dans les hôpitaux militaires, pour les fumigations.

**GAZ ACIDE CHLORHYDRI-** QUE ( ou hydro-chlorique ). Il ne contient pas d'oxygène. Il est incolore , son odeur est très piquante , sa saveur acide ; il dégage à l'air humide des vapeurs blanches qui sont suffocantes , et que l'ammoniaque condense instantanément. Ce gaz a une très grande affinité pour l'eau ; à la température de 20° et sous la pression ordinaire, il en dissout environ les trois quarts de son poids : c'est l'acide chlorhydrique liquide.

— *Chlorhydrate d'ammoniaque* ( sel ammoniac , muriate d'ammoniaque ), composé d'acide 68,52 , et d'ammoniaque 31,48. Il entre dans la composition du sous - carbonate d'ammoniaque, et est employé pour des fomentations. Le sel ammoniac du commerce est le chlorhydrate d'ammoniaque purifié.

— *Hydro-chlorite de chaux liquide* (chlorure de chaux liquide).

— *Hydro-chlorite de soude liquide* ( chlorure d'oxyde de sodium ; liqueur de Labarraque). Formé ainsi : sous-carbonate de soude, 1 kilogr. 500 grammes ; eau distillée, 4 kilog.; acide chlorhydrique , 200 grammes. C'est un puissant désinfectant.

—*Chlorure d'antimoine* (beurre d'antimoine). Il se décompose à l'eau en oxy-chlorure qui se dépose ( poudre d'algaroth ) , et en chlorydrate très acide qui reste dissous; composé de 1 pp. d'antimoine et 3 pp. de chlore. C'est un caustique très violent.

— *Chlorure de sodium* ( muriate de soude ou sel commun).

Le *chlorure double de mercure et de morphine* a été introduit récemment dans la matière médicale ; il a les propriétés de ces deux médicaments.

On prépare avec le chlorure de soude ( deux grammes pour un kilogramme d'eau ) une tisane chlorurée.

## SOUFRE.

Il n'est pas certain que le soufre soit un corps simple : on soupçonne en effet dans sa composition de l'hydrogène, de l'oxygène, et un radical particulier. Il est solide , de couleur jaune citron , friable, cassant , sans saveur, et développe par le frottement une odeur qui lui est propre. Gazéifié à une température élevée , il se condense en molécules ténues sans cohésion , qu'on nomme fleurs de soufre. À une haute température , il se combine avec l'oxygène en différentes proportions qui sont les acides hypo-sulfureux , sulfureux, hypo-sulfurique et sulfurique. Sa combinaison avec l'hydrogène produit l'acide hydrosulfurique ou sulfhydrique.

**ACIDE SULFURIQUE.** Liquide et d'une consistance oléagineuse, blanc, inodore, très caustique , très pur , il est solide à la température ordinaire. L'acide sulfurique anhydre est composé de 100 parties de soufre et de 150 d'oxygène. L'acide sulfurique hydraté est beaucoup plus employé. — On s'en sert (affaibli) pour des fumigations , des boissons et gargarismes acidulés , et quelques préparations officinales. — *L'acide sulfurique alcoolisé* (eau de Rabel) est formé de : acide sulfurique à 66°, 100 grammes ; alcool à 33°, 300

grammes. Dose : 2 à 5 grammes pour 1 kilogramme d'eau.

— *Sulfate acide d'alumine et de potasse* ( alun, bi-sulfate d'oxyde d'aluminium et de potassium ). Il entre dans la préparation de quelques collyres, gargarismes et fomentations. — On s'en sert en poudre comme détersif astringent.

— *Sulfate de zinc* ( vitriol blanc ). Composition : acide , 30,965 ; oxyde , 2,585; eau , 66,450, pour l'usage externe, pour des collyres, des injections.

— *Sulfate de deutoxyde de cuivre* (vitriol bleu) pour l'usage externe. — Peu employé,

— *Proto-sulfate de fer* (vitriol vert , couperose ). Composition : acide , 28,9 ; base , 25,7; eau , 45,4. On s'en sert pour la préparation de la thériaque et du carbonate de fer.

— *Sulfate de soude* ( sel de Glauber ). Dose : 15 à 30 grammes. C'est un purgatif.

— *Sulfate de potasse* , purgatif. Dose : 15 à 30 grammes.

— *Sulfate de magnésie* (sel d'epsom , sel de Sedlitz ) , purgatif. Dose : 15 à 30 grammes.

— *Sulfate de quinine*. Dose : 25 à 50 centigrammes. ( Voir *Alcalis végétaux.* )

— *Sulfure jaune d'arsenic* (orpiment). Il entre dans la composition du collyre de Lanfranc.

— *Sulfure de potasse* (foie de soufre , poly-sulfure de potassium). Dose : 320 grammes pour un bain ; il faut avoir un sulfhydrate liquide marquant 25° à l'aréomètre. 45 grammes de sulfure de potasse donnés à l'intérieur comme un purgatif par un pharmacien, au lieu de 45 grammes de sulfate de potasse, causèrent une mort instantanée.

— *Sulfure rouge de mercure* ( cinnabre ) , composé de mercure, 1 ; soufre , 0,16. — Employé quelquefois pour des fumigations sèches.

**ACIDE SULFHYDRIQUE LIQUIDE** ( eau hydro-sulfurée simple). Réactif très puissant, et fort irritant.

## PHOSPHORE.

Corps simple solide , insipide, d'une odeur alliacée, de couleur jaunâtre , mou , très flexible , lumineux dans l'obscurité ; il existe abondamment dans les os; on le trouve dans l'urine.— Il est peu employé à l'intérieur ; à l'extérieur on l'emploie , comme caustique, dans une pommade. — *Ether phosphoré*. Dose : de 5 à 10 gouttes. — *Huile phosphorée*, de 20 à 30 gouttes. — *Phosphate de chaux* ( corne de cerf calcinée).

## IODE.

Solide , en paillettes lamelleuses bleuâtres , d'un éclat métallique , analogue au chlore , peu soluble dans l'eau ; sans affinité marquée pour l'oxygène , mais très avide d'hydrogène. Pur, l'iode n'a pas d'emploi thérapeutique ; il est le principe actif de plusieurs médicaments énergiques. On emploie les préparations iodurées à l'extérieur et à l'intérieur en bains, lotions, injections , douches , potions , tisanes.

**IODURES** *de potassium*, moins excitant que l'iode ; *d'ammonium*, très irritant; *de plomb*, peu employé; *de zinc* ; très irritant ; *de barium* , employé contre les scrofules ; *de mercure*.

— *Iodure de fer.* C'est un excellent médicament, très employé dans le traitement du catarrhe chronique, des scrofules, de la leucorrhée , et des exostoses syphilitiques.

—*Iodure d'iodhydrate de quinine*. Il a les propriétés de la quinine et de l'iode , et a réussi dans le traitement de la fièvre intermittente. On en fait des pilules ainsi composées : iodure d'iodhydrate de quinine , 1 gramme ; conserve de roses , q. s. — Faites 9 pilules. Dose : 5 par jour.

**IODOFORME.** Cette substance contient plus des neuf dixièmes de son poids d'iode ; elle a une saveur douce, et n'a rien de corrosif. On la prépare économiquement par le procédé de M. Bouchardat.

*Pilules d'iodoforme.*

Iodoforme — 2 grammes.
Extrait d'absinthe — q. s.
Faites 70 pilules. Dose : trois par jour.

*Pastilles d'iodoforme.*

Iodoforme — 4 grammes.
Sucre blanc — 70 grammes.
Essence de menthe — 1 gram.
Mucilage de gomme adragant — q. s.

*Teinture d'iode.*

Iode — 32.
Alcool à 86° — 375. Dose : 15 à 20 gouttes.

*Eau iodée.*

Iode — 2 décigrammes.

Iodure de potassium — 4 décigrammes.

Eau distillée — 1,000 grammes. Dose : 3 à 4 verrées.

*Solution d'iodure de potassium.*

Iodure de potassium — 15 centigrammes.

Décoction de salsepareille — 60 grammes; à prendre en 3 fois.

*Pilules d'iodure de fer.*

Proto-iodure de fer — 4 grammes.

Miel — 4 grammes.
Poudre de réglisse — q. s.
Faites 36 pilules. — Dose : 1 le matin, 1 le soir ; puis on augmente la dose.

*Sirop d'iodure de fer.*

Proto-iodure de fer — 2 gram.
Sirop de sucre — 500 gram.
Chaque once (30 grammes) contient 10 centigrammes (2 grains) d'iode.

*Pastilles d'iodure de fer.*

Iode — 15 grammes.
Sucre blanc — 125 grammes.
Sucre blanc — 625 grammes.
Essence de menthe — 4 gram.
Les iodures de strychnine et de morphine sont peu employés ; il en est de même des iodures doubles de fer et de quinine, de strychnine et de zinc.

On prépare pour l'usage externe un grand nombre de médicaments iodés, une solution iodurée pour fomentation, une solution iodurée rubéfiante, une solution iodurée caustique, une eau hydriodatée, des collyres iodurés, une eau iodurée pour bain, des bains avec l'iodure de fer. Les pommades dans lesquelles entre l'iode sont nombreuses. — Il y a la pommade hydriodatée, iodurée, hydriodatée iodurée, iodée, iodurée opiacée, d'hydriodate d'ammoniaque, d'iodure de barium, de plomb, de soufre, de zinc, de ciguë, et d'iodure de plomb, etc. — ( Voyez *Pommades.* )

— *Préparations de mercure iodurées.* ( Voyez *Mercure.*)

## CARBONE.

Le carbone compose en presque totalité le charbon ; pur, c'est le diamant. Le charbon est le produit solide, noir et fixe qu'on obtient en décomposant les matières végétales et animales par le feu dans des vases clos. Ce n'est pas du carbone pur ; il doit sa propriété désinfectante à la faculté d'absorber les gaz.

**GAZ ACIDE CARBONIQUE.** Formation : un volume d'oxygène et un volume de vapeur de carbone ; il est incolore ; son odeur est piquante, mais faible ; sa saveur est légèrement acide. On est parvenu à le liquéfier en le soumettant à une forte pression. A l'état solide, il compose presque en totalité la craie, les marbres, les carbonates calcaires.

Le gaz acide carbonique est le principe actif de plusieurs eaux minérales naturelles et d'eaux minérales factices très employées.

*Sous-carbonate de magnésie* (magnésie blanche). — **Peu employé.**

*Bi-carbonate de soude*. Il entre dans la composition des pastilles de Vichy.

*Carbonate de soude, sous-carbonate de soude ; carbonate de zinc.* — Ils n'ont pas d'usage médical bien déterminé.

*Carbonate de chaux* ( craie, marbre pulvérisé). — On l'emploie pour la préparation des eaux minérales gazeuses.

### BORE.

Sans usage thérapeutique, de même que l'acide boracique.

Le *sous-borate de soude*, conseillé pour des gargarismes, est peu usité.

**BROME , SILICIUM.** — Sans usage thérapeutique.

# II. Métaux.

**ALUMINE** ( oxyde d'aluminium). — *Sulfate d'alumine et de potasse.* (Voyez *Sulfates.*).

**ANTIMOINE.** *Stibium*, chlorure d'antimoine. ( Voyez *Chlorures.* )

— *Oxyde sulfuré d'antimoine hydraté* (kermès minéral.). Dose : 1 ou 2 décigrammes dans une potion.

— *Soufre doré d'antimoine* (dans les eaux-mères du kermès).

— *Tartrate de potasse et d'antimoine.* ( Tartre stibié. — Voyez *Vomitifs.*)

— *Sur-antimoniate de potasse* (antimoine diaphorétique lavé ). Dose : 5 à 10 grammes, en potion par cuillerée.

**ARGENT.** *Azotate d'argent fondu et cristallisé.* (Voyez *Azotates.*)

**ARSENIC.** *Arseniate de po-*
tasse, ou liqueur arsenicale de Fowler. ( Voyez *Stimulants.* )

*Chlorure d'arsenic*, ou beurre d'arsenic. — *Proto-sulfure d'arsenic*, ou réalgar. — *Sesqui-sulfure d'arsenic*, ou orpiment. — *Acide arsenieux*, ou oxyde blanc d'arsenic. — Sans emploi thérapeutique.

**BARYUM ,** *baryte ou protoxyde de baryum.* Poison très violent.— Sans usage thérapeutique.

L'hydro-chlorate de baryte est usité pour certains scrofuleux. ( Lisfranc.)

**BISMUTH.** *Sous-nitrate de bismuth* ( magistère de bismuth). Poudre blanche employée comme antispasmodique , etc., dans une potion. — Dose : 5 à 30 centigrammes.

**CALCIUM.** *Chaux* (protoxyde de calcium).

— *Solution de protoxyde de calcium* ( eau de chaux , lait de chaux ).

— *Phosphate de chaux.* Corne de cerf calcinée , os calcinés, os blancs. (Voyez *Phosphore.*)

**CUIVRE.** Les sels de cuivre sont peu usités en thérapeutique.

*Solution cupro-arseniée.* C'est le collyre de Lanfranc.

**ÉTAIN.** *Protoxyde d'étain, bi-oxyde d'étain*, ou acide staunique. Sels de protoxyde et de bi-oxyde. —*Proto sulfure et sesqui-sulfure : bi-sulfure ou or musif.* — *Proto-chlorure d'étain, bi-chlorure*, ou liqueur fumante de Libavius. — Les sels d'étain n'ont pas d'emploi thérapeutique.

**FER.** — Voyez, pour les nombreux sels de fer: oxydes, les carbonate , tartrate , chlorure, cyanure et iodure de fer, et le chapitre des *Toniques.*

**MAGNÉSIUM.** *Oxyde de magnésium* ( magnésie calcinée ). Dose : 1 à 5 grammes.

**MERCURE** (argent vif). — Voyez pour les différents sels mercuriels : oxyde rouge , proto et deuto-chlorure, proto-azotate ammoniaco-mercuriel , proto et deuto-iodure , cyanure, proto-nitrate , sulfure rouge , nitrate, chlorure double de mercure et de morphine , le chapitre des *Stimulants* du système lymphatique.

**OR.** Préparations d'or. — Sels. — Voyez le chapitre des *Stimulants* du système lymphatique.

**PLOMB.** *Acétate de plomb liquide* (extrait de saturne). Dose : 16 grammes pour 1 kilogramme d'eau. On ajoute 60 grammes d'alcool à 22° : c'est l'eau végéto-minérale , ou eau de Goulard ( pour l'usage externe. ) L'acétate de plomb entre dans la composition des pilules astringentes.

*Iodure de plomb.* On le prescrit, pour l'usage externe , en pommade faite avec 5 à 10 grammes d'iodure sur 30 grammes d'axonge.

**POTASSIUM.** *Protoxyde de potassium.*

*Acétate de potasse liquide* (terre foliée de tartre en solution). Dose : 10 à 25 grammes pour 1 kilogramme d'eau.

*Sur-antimoniate de potasse.* Voyez *Antimoine.*

*Sous-carbonate de potasse* (potasse purifiée). On s'en sert pour préparer la potasse caustique , et, de toutes pièces, les sels de potasse.

*Ferro-cyanure de potassium* (prussiate de potasse). Il sert à préparer le bleu de Prusse, qui est indispensable pour la com-

position du cyanure de mercure.

*Iodure de potassium.* Dose : 5 à 25 milligrammes dans une potion.

*Potasse caustique à la chaux* ( pierre à cautère ). Caustique.

*Sulfate de potasse.* — Dose : 30 grammes. (Voyez *Sulfates.*)

*Sulfure de potasse.* (Voyez *Sulfures.*) — Usage externe.

**SOUDE.** *Protoxyde de sodium.*

*Sous-carbonate de soude.* (Voyez *Acide carbonique.*) Il sert à diverses préparations officinales.

*Bi-carbonate de soude.* — Dose : 5 à 10 grammes incorporés dans du sucre à l'aide d'un mucilage. ( Voyez *Carbonates.*)

*Chlorure d'oxyde de sodium.* (Voyez *Chlorures.*)

*Savon de soude et d'huile d'olive* (savon médicinal) , en pilules de 2 décigrammes. — Ce savon sert à préparer le *savon jalapé.*

*Sulfate de soude.* Purgatif doux. — Dose : 30 grammes.

*Sulfure de soude.* Même usage que le sulfure de potasse. (Voyez *Soufre* et *Sulfures.*)

**ZINC.** *Sulfate de zinc* (vitriol blanc). — Usage externe : oxyde blanc de zinc.

## BASES SALIFIABLES AUTRES QUE LES OXYDES MÉTALLIQUES.

**AMMONIAQUE.** Combinaison d'azote et d'hydrogène. — Les sels d'ammoniaque ne sont pas composés d'un acide ou d'un oxyde métallique , mais ils se comportent avec les acides absolument comme les sels de potasse et de soude.

— *Sesqui-carbonate d'ammoniaque* (alcali volatil concret). Voyez *Sous-carbonate d'ammoniaque.*

— *Chlorhydrate d'ammoniaque* (sel ammoniac).

**ALCALIS VÉGÉTAUX.** *Quinine.* Voyez *Quinquina* (Toniques) et *Sulfates.*

**MORPHINE.** ( Voyez *Sédatifs du système nerveux.*)—Codeine, narceine, méconine. *Idem.*

*Strychnine.* (Voyez *Noix vomique.* — Poisons irritants.)

**ÉMÉTINE.** (Voyez *Vomitifs.*)

### ACIDES.

On les partage en plusieurs sections.

**ACIDES NON MÉTALLIQUES :** — *carbonique , sulfurique , azotique , chlorhydrique , sulfhydrique.* (Voyez *Corps simples.*)

**ACIDES VÉGÉTAUX.**

— **ACÉTIQUE.** Mêlé au sulfate de potasse, c'est le sel de vinaigre.

— *Acétates.* — *Acétate de potasse,* ou terre foliée de tartre.

— *Acétate d'ammoniaque,* ou esprit de Mindérérus. — *Sousacétate de bi-oxyde de cuivre,* ou vert-de-gris. — *Acétate neutre de bi-oxyde de cuivre,* ou verdet cristallisé. — *Acétate neutre de plomb ,* ou sel de saturne. — *Sous-acétate de plomb soluble.* La solution évaporée de ce sel fournit l'*extrait de saturne* qui , étendu d'eau , constitue l'eau blanche , ou eau de Goulard.

**ACIDE OXALIQUE.** Les seuls *oxalates* importants sont les trois oxalates : neutre , bioxalate ( sel d'oseille ), et quadri-oxalate.

**ACIDE TARTRIQUE.** — *Bi-tartrate de potasse ,* crème de tartre. — *Tartrate de potasse et de soude* ( sel de Seignette). — *Tartrate de potasse neutre ,* sel végétal. — *Tartrate de potasse et de fer.* — *Tartrate de potasse et de protoxyde d'antimoine ,* tartre stibié. ( Voyez *Emétiques.*)

**ACIDES BENZOÏQUE , CITRIQUE , SUCCINIQUE.**

Ces acides divers ont peu d'applications thérapeutiques : il n'y a qu'un très petit nombre de leurs sels qui soient employés.

### SELS.

Voyez *Corps simples.* — Les sels usités en matière médicale sont indiqués à la suite de chaque article consacré à leur radical.

# I. MÉDICAMENTS EMPLOYÉS POUR L'USAGE EXTERNE.

## CHAPITRE I.

### Onguents , Baumes , Pommades, Cérats.

#### ONGUENTS.

Le Codex appelle *onguents* les substances qui sont assez molles pour qu'on puisse en oindre le corps ; il réunit à ces médicaments les baumes et les liniments.

*Onguent ou Baume d'Arcœus.*

Térébenthine — 300 grammes.
Résine élémi — 300 grammes.
Axonge — 200 grammes.
Suif de mouton — 400 grammes.
En ajoutant un décigramme de camphre à quinze grammes de cet onguent, on a le baume d'Arcœus camphré.

*Onguent basilicum.*

Poix noire — 1 kilogramme.
Colophane — 1 kilogramme.
Cire jaune — 1 kilogramme.
Huile d'olives — 4 kilogrammes.

*Onguent de styrax.*

Huile de noix — 350 grammes.

Styrax liquide — 225 grammes.
Colophane — 480 grammes.
Résine élémi — 190 grammes.
Cire jaune — 190 grammes.
Onguent de térébenthine , baume du Pérou , ou baume nervin. ( Voyez le *Codex*.)

*Onguent mercuriel.* ( Voyez *Pommades.* )

#### CÉRATS.

Les cérats sont des onguents qui résultent du mélange de l'huile avec la cire.

*Cérat simple.*

Huile d'amandes douces — 12 parties.
Cire blanche très pure — 4 parties.

*Cérat blanc, ou cérat de Galien.*

Cire blanche — 4 parties.
Huile d'amandes douces — 16 parties.
Eau très pure — 12 parties.

*Cérat au sous-acétate de plomb* (cérat de Goulard).

Cérat blanc — 500 grammes.
Sous-acétate de plomb liquide — 4 grammes.

## BAUMES.

On donne le nom de *baumes* à des préparations pharmaceutiques qui diffèrent entre elles par leur composition et leurs usages, non moins que par leurs propriétés médicinales et leur mode d'emploi : ce sont des teintures alcooliques, des huiles médicinales, des préparations savonneuses ou onguentacées.

### *Baume acoustique.*

Alcoolat de térébenthine composé — 4 grammes.
Huile d'amandes douces — 8 grammes.
Fiel de bœuf — 16 grammes.

### *Baume nerval.*

Moelle de bœuf — 125 grammes.
Huile épaisse de muscade — 125 grammes.
Huile volatile de romarin — 8 grammes.
Huile volatile de girofle — 4 grammes.
Camphre pulvérisé — 4 grammes.
Baume de Tolu — 8 grammes.
Alcool à 34° — 16 grammes.

### *Baume Opodeldoch.*

Savon animal — 32 grammes.
Camphre — 24 grammes.
Ammoniaque — 8 grammes.
Huile volatile de romarin — 6 grammes.
Huile de thym — 2 grammes.
Alcool à 34° — 250 grammes.

### *Baume de soufre.*

Huile de noix — 250 grammes.
Soufre sublimé — 48 grammes.

### *Baume de soufre térébenthiné.*

Huile volatile de térébenthine — 250 grammes.
Soufre sublimé et lavé — 32 grammes.

### *Baume tranquille.*

Voyez le *Codex.*

### *Baume de soufre anisé.*

Soufre — 1 gramme.
Essence d'anis — 4 grammes.
6 à 10 gouttes dans un véhicule approprié.

## POMMADES.

Médicaments qui se font en mêlant des graisses, des huiles ou de la cire avec des extraits, des poudres, des oxydes, des sels métalliques, des résines ou des baumes. ( *Cod.* )

### *Pommade ou onguent rosat.*

Graisse de porc — 1,000 parties.
Pétales de roses pâles — 2,000 parties.
Racine d'orcanette — 32 parties.

### *Pommade ou onguent populéum.*

Bourgeons secs de peuplier — 375 parties.
Feuilles récentes de pavot — 250 parties.

Feuilles de belladone — 250 parties.

Feuilles de jusquiame — 250 parties.

Feuilles de morelle — 250 parties.

Graisse de porc — 2,000 parties.

*Pommade épispastique au garou.*

Graisse de porc — 452 parties.

Cire blanche — 48 parties.

Ecorce sèche de garou — 128 parties.

*Pommade épispastique verte.*

Poudre de cantharides — 32 parties.

Onguent populéum — 875 parties.

Cire blanche — 125 parties.

*Pommade soufrée.*

Soufre sublimé et lavé — 125 parties.

Axonge — 375 parties.

*Pommade antipsorique.*

Graisse de porc — 500 parties.

Soufre sublimé — 250 parties.

Hydro-chlorate d'ammoniaque — 1. 6 parties.

Alun pulvérisé — 1. 6 parties.

*Pommade mercurielle double* ( onguent napolitain ).

Mercure — 500 parties.

Axonge — 500 parties.

*Pommade mercurielle simple* ( onguent gris ).

Pommade mercurielle double — 125 parties.

Axonge — 375 parties.

*Pommade iodurée.*

Iode — 1 partie.

Hydriodate de potasse — 2 parties.

Axonge — 30 parties.

*Pommade hydriodatée.*

Iodure de potassium — 4 parties.

Axonge — 30 parties.

*Pommade stibiée.*

Emétique porphyrisé — 4 parties.

Axonge — 12 parties.

*Pommade de Gondret.*

Suif — 32 parties.

Axonge — 32 parties.

Ammoniaque liquide à 25° — 64 parties.

*Pommade citrine.*

Axonge — 250 parties.

Huile d'olives — 250 parties.

Mercure — 32 parties.

Acide nitrique à 32° — 48 parties.

*Pommades* d'oxyde de zinc, d'oxyde de mercure rouge , et d'acétate de plomb ; pommades de Cirillo , d'ammoniaque , de phosphore ; pommades narcotiques. Elles sont peu employées.

3*

*Pommade sulfo-alcaline* (pommade d'Helmerich).

Soufre sublimé — 64 grammes.

Sous-carbonate de potasse — 32 grammes.

Axonge — 250 grammes.

Dose : 15 grammes en frictions par jour.

*Pommade de Schérer* (ophtalmie.)

Fort usitée à l'Hôtel-Dieu.

# CHAPITRE II.

# Sparadraps, Bougies, Éponges, Emplâtres et Suppositoires.

## SPARADRAPS.

Bandes de toile ou de soie, couvertes d'un côté ou des deux côtés d'un emplâtre quelconque.

*Sparadrap ordinaire.*

Cire blanche — 64 grammes.
Huile d'amandes douces — 32 grammes.
Térébenthine — 8 grammes.

*Taffetas d'Angleterre.*

Ichthyocolle choisie — 64 grammes.
Eau commune — 250 grammes.
Alcool ( 12-22 degrés ) — 500 grammes.

## BOUGIES.

Bandelettes de toile fine, enduites d'un emplâtre et roulées de manière à former un cylindre dont la grosseur ( maximum ) est celle d'une plume à écrire, et la longueur de 27 centimètres. Les bougies sont spécialement employées dans le traitement des maladies de l'urètre. On peut les préparer avec la plupart des emplâtres et des onguents.

## ÉPONGES PRÉPARÉES.

Elles servent pour dilater les trajets fistuleux.

*Éponges à la cire.*

Ce sont des fragments d'éponges bien fines et bien sèches, plongées dans de la cire jaune liquéfiée au feu.

## EMPLATRES.

Ce sont des onguents solides. On nomme ainsi des médicaments externes, de consistance gélatineuse, se ramollissant par la chaleur, et adhérant aux parties sur lesquelles on les applique. Les uns ( rétinolés solides ) doivent leur consistance à un mélange de résine, de cire ou de corps gras; les autres (stéaratés) ont pour excipient un savon solide d'oxyde de plomb ( oléo-stéarate de plomb ).

## § 1. EMPLATRES SANS OXYDE DE PLOMB.

*Emplâtre agglutinatif d'André de La Croix.*

Poix-résine — 500 grammes.
Résine élémi — 125 grammes.
Térébenthine — 64 grammes.

Huile de laurier — 64 grammes.

*Emplâtre épispastique.*

Résine jaune purifiée —
parties égales.
Cire jaune — parties égales.
Graisse de porc — parties
égales.
Poudre de cantharides —
parties égales.

## § 2. EMPLATRES AVEC L'OXYDE DE PLOMB.

*Emplâtre diachylon gommé.*

Emplâtre simple — 1,500
grammes.
Poix blanche — 190 gram-
mes.
Cire jaune — 95 grammes.
Térébenthine — 95 gram-
mes.
Gomme ammoniaque — 32
grammes.
Galbanum — 32 grammes.
Sagapénum — 32 grammes.
Bdellium — 32 grammes.
Eau — 125 grammes.

*Emplâtre diapalme.*

Emplâtre simple — 4,500
grammes.
Cire blanche — 280 grammes.
Sulfate de zinc — 125 grammes.

*Emplâtre de Vigo.*

Gomme - résine ammoniaque
— 20 grammes.
Bdellium — 20 grammes.
Myrrhe — 20 grammes.
Safran — 12 grammes.
Mercure — 375 grammes.

Styrax liquide purifié — 190
grammes.
Térébenthine fine — 64 grammes.
Huile volatile de lavande — 8
grammes.
Emplâtre simple—1,250 grammes.
Cire jaune — 64 grammes.
Poix-résine purifiée—64 grammes.

## § 3. EMPLATRES-ÉCUSSONS.

On désigne ainsi des morceaux
de toile, de taffetas, ou de peau,
recouverts d'emplâtre ou de toute
autre substance médicamenteuse
analogue, et destinés à être appliqués sur la peau. On prépare
des écussons avec des emplâtres
de poix blanche dite poix de
Bourgogne, des extraits, etc.

Les écussons de poix blanche
peuvent être saupoudrés d'euphorbe, d'émétique, de sel ammoniac, ou d'opium, suivant les
cas. On peut en varier à l'infini
la composition et les doses.

Les autres considérations que
l'on pourrait ajouter, rentrent
dans l'histoire des onguents.

## SUPPOSITOIRES.

Le suppositoire est un médicament de consistance emplas-
tique, de forme conique, d'un
pouce et demi de longueur environ, destiné à être introduit
dans l'anus, le plus souvent pour
suppléer au lavement.

*Suppositoire avec le beurre de
cacao.*

Beurre de cacao — q. s.
Faites liquéfier à un feu doux ;
coulez dans un moule conique de
papier, et laissez refroidir.

*Suppositoire avec le savon.*

Savon blanc — q. s.
Taillez de façon à former un cône de 5 centimètres de longueur.

*Suppositoire purgatif.*

Aloès — 1 gramme.
Muriate de soude — 1 gramme.
Pulvérisez ensemble, incorporez dans miel commun q. s.
Faites cuire, et coulez en suppositoire dans un moule conique de papier ; laissez refroidir.

# CHAPITRE III.

## Vin aromatique, Fomentations, Lotions, Liniments, Huiles et Corps gras.

### VIN AROMATIQUE.

Espèces aromatiques — 120 grammes.
Vin rouge — 1 kilogramme.
Son usage est fréquent pour le traitement des ulcères.

### FOMENTATIONS.

Médicaments liquides, tièdes ou très chauds, avec lesquels on lave et humecte une partie quelconque du corps. On fait des fomentations émollientes, aromatiques, toniques, résolutives ou stimulantes.

### LOTIONS.

Médicaments liquides, avec lesquels on fait des ablutions sur la peau ; ils peuvent être d'espèces très variées : il y a des lotions émollientes, toniques, excitantes, etc.

*Lotion hydro-sulfurée contre la gale. ( Dupuytren. )*

Eau commune — 1,000 grammes.
Sulfure de potasse — 96 grammes.
Acide sulfurique à 66° — 4 grammes.

### HUILES POUR LES FRICTIONS, LES EMBROCATIONS.

*Huile camphrée.*
*Huile de morphine.*
*Huiles narcotiques* ( baume tranquille). — Cette huile est composée de vingt substances, narcotiques, aromatiques et stimulantes, bouillies ou macérées dans de l'huile d'olives. (Voyez la formule au *Codex.*)
*Baume Opodeldoch.* — (Voyez page 56 la formule compliquée de ce baume, qui est formé essentiellement avec le savon animal de moelle de bœuf. )

### LINIMENTS.

Les liniments sont des mixtures médicamenteuses, employées en frictions ou en embrocations sur la peau, et dans lesquelles une huile grasse sert de base et d'excipient à un médicament plus actif. Leur composition et leurs propriétés sont si différentes, que l'on ne saurait établir des règles générales à cet égard. Les liniments peuvent être divisés en calmants, narcotiques, vermifuges, purgatifs, et excitants.

*Liniment résolutif.*

Extrait de jusquiame — 2 grammes.

Savon médicinal — 8 grammes.
Huile de lis — 125 grammes.

*Liniment oléo-calcaire opiacé.*

Eau de chaux — 125 parties.
Huile d'amandes douces — 125 parties.
Laudanum de Sydenham — 4 parties.

*Liniment savonneux opiacé.*

Teinture alcoolique d'opium —30 grammes.
Savon amygdalin — 15 grammes.
Huile d'amandes douces — 60 grammes.

*Liniment narcotique.*

Baume tranquille — 125 grammes.
Laudanum — 4 grammes.

*Liniment vermifuge du docteur Pétrequin.*

Huile de ricin — 32 grammes.
Huile d'absinthe — 15 grammes.
Huile de tanaisie — 15 grammes.
Teinture éthérée de bourgeons de fougère du docteur Peschier —20 gouttes.
On en fait des frictions sur le ventre ; on peut, dans les cas urgents, rendre le liniment plus actif, en faisant macérer dans l'huile de tanaisie un peu d'ail pilé.

*Liniment térébenthiné.*

Essence de térébenthine — 32 grammes.

Huile de camomille — 64 grammes.
Laudanum de Sydenham — 4 grammes.

*Liniment cantharidé de Chaussier.*

Teinture de cantharides — 16 grammes.
Alcool camphré — 32 grammes.

*Liniment camphré.*

Huile d'olives — 64 grammes.
Camphre — 2 à 8 grammes.

# CHAPITRE IV.

## Cataplasmes.

Médicaments externes de forme molle, presque toujours tièdes, chauds ou très chauds, appliqués sur la peau directement ou enfermés dans un linge, et préparés avec des farines cuites dans de l'eau ou du lait, du pain ou des graines bouillies, etc.

*Cataplasme de mie de pain.*

Mie de pain de froment rassis —120 grammes.
Décoction de guimauve ou eau — 750 grammes.

*Cataplasme émollient.*

Farines émollientes, cuites dans une décoction de graines de lin ou de racine de guimauve — 120 grammes.
Pulpe d'espèces émollientes — 120 grammes.

*Cataplasmes de riz.*

*Cataplasmes d'oignons cuits de lis.*

*Cataplasme maturatif.*

Farines résolutives cuites — 120 grammes.
Pulpe d'oignons de lis — 60 grammes.
Pulpe de feuilles d'oseille — 60 grammes.
Onguent basilicum — 30 grammes.

*Cataplasme calmant.*

Têtes de pavots blancs hachées — 30 grammes.
Feuilles fraîches de jusquiame — 60 grammes.
Faites bouillir avec quantité suffisante d'eau, jusqu'à réduction à 750 grammes.
Farines émollientes — 120 grammes.

*Cataplasme tonique.*

Mie de pain — 120 grammes.
Pétales de roses de Provins — 60 grammes.
Eau — 750 grammes.

*Cataplasme de moutarde (sinapisme).*

Farine de moutarde — 250 grammes.
Eau tiède — q. s.

# CHAPITRE V.

# Collyres.

On donne le nom de *collyres* à des médicaments destinés à être portés sur les yeux. On distingue plusieurs espèces de collyres : 1° les uns sont *secs et pulvérulents*, 2° les autres *liquides ;* 3° il en est de *mous*, à l'état de pulpe, d'extrait ou de pommade ; 4° enfin quelques-uns sont *gazeux*, ou du moins n'agissent qu'en se vaporisant.

*Collyre alumineux.*

Alun — 15 décigrammes.
Eau de roses — 64 grammes.
Eau de plantain — 64 grammes.

*Collyre antiphlogistique.*

Eau distillée — 125 grammes.
Acétate de plomb — 2 décigrammes.

*Collyre ammoniacal.*

Chaux éteinte — 32 parties.
Poudre de sel ammoniac — 4 parties.
Poudre de charbon végétal — 1 partie.
Poudre de cannelle — 1 partie.
Poudre de girofle — 1 partie.
Poudre de bol d'Arménie — 2 parties.
Mêlez dans un flacon bien bouché.

*Collyre antisyphilitique.*

Sublimé corrosif — 5 centigrammes.
Eau de roses — 250 grammes.

*Collyre astringent.* (Scarpa.)

Acétate de plomb liquide — 35 centigrammes.

Eau de plantain — 192 grammes.

Mucilage de gomme arabique — 24 grammes.

Mêlez et agitez chaque fois.

*Collyre avec le sulfate de zinc.*

Extrait d'opium — 1 décigramme.

Sulfate de zinc — 2 décigrammes.

Eau de roses — 125 grammes.

*Collyre laudanisé.*

Safran — 4 grammes.
Eau distillée de roses — 64 grammes.

Ajoutez :
Laudanum de Sydenham — 4 grammes.

*Collyre mercuriel et calmant.*

Sublimé — 25 milligrammes.
Poudre de gomme adrag. — 6 décigrammes.

Eau de roses — 64 grammes.
Ajoutez :
Laudannm liquide — 45 centigrammes.

*Collyre ou nitrate d'argent.*

Solution contenant 25 milligrammes à 1 décigramme de nitrate d'argent pour 32 grammes d'eau distillée.

# CHAPITRE VI.

# Gargarismes et Collutoires.

Le gargarisme est un médicament liquide qu'on introduit, sans l'avaler, dans la bouche et dans l'arrière-bouche, pour les maladies de ces parties.

*Gargarisme émollient.*

Décoction d'orge — 250 grammes.
Miel blanc — 30 grammes.

*Gargarisme opiacé.*

Lait bouilli et sucré — 250 grammes.
Laudanum de Rousseau — 20 gouttes.

*Gargarisme résolutif.*

Décoction de feuilles d'aigremoine — 250 grammes.
Miel rosat — 60 grammes.
Vinaigre pur — 15 grammes.

*Gargarisme astringent.*

Décoction de quinquina — 250 grammes.
Alun — 2 grammes.

*Gargarisme antiscorbutique.*

Décoction de quinquina — 250 grammes.
Esprit de cochléaria — 1 gramme.
Alcool de camphre — 2 grammes.
Mêlez.

*Gargarisme acide.*

Eau commune — 200 grammes.
Miel rosat — 50 grammes.
Acide sulfurique — q. s.

## COLLUTOIRES.

Médicaments liquides ou peu

épais, destinés au traitement des maladies de la bouche.

### Collutoire chlorhydrique.

Acide chlorhydrique — 2 grammes.
Mellite simple — 25 grammes.

### Collutoire alcalin.

Sous-carbonate de potasse — 1 gramme.
Mellite simple — 20 grammes.

### Collutoire opiacé.

Teinture d'opium — 1 gramm.
Mellite simple — 20 grammes.

### Collutoire saturnin.

Sous-acétate de plomb — 1 gramme.
Mellite simple — 20 grammes.

# CHAPITRE VII.

## Injections.

L'injection est un médicament liquide, qu'on introduit, au moyen d'une seringue, dans une cavité du corps, comme le vagin, l'urètre, ou dans les dépôts, les plaies fistuleuses.

### Injection émolliente.

Eau de mauve — 120 grammes.
Lait de vache — 120 grammes.

### Injection narcotique.

Injection émolliente — 200 grammes.

Opium gommeux — 10 grammes.

### Injection huileuse.

Injection émolliente — 180 grammes.
Huile d'amandes douces—60 grammes.

### Injection détersive.

Décoction de feuilles d'aigremoine — 150 grammes.
Eau de roses — 60 grammes.
Miel blanc — 30 grammes.

### Injection tonique.

Décoction de quinquina — 150 grammes.
Vin aromatique — 60 grammes.
Alcool de camphre — 2 grammes.

### Injection astringente.

Eau de roses — 120 grammes.
Eau de plantain — 120 grammes.
Sulfate de zinc — 50 centigrammes.

### Injection mercurielle.

Décoction de mauve — 180 grammes.
Liqueur de Van-Swieten — 60 grammes.

### Injection chlorurée.

Décoction de mauve — 180 grammes.
Liqueur de Labarraque — 60 grammes.

# CHAPITRE VIII.

## Rubéfiants , Vésicants, et Escarrotiques.

**MOUTARDE.** (Voyez *Cataplasmes* , *Emplâtres* , et la Matière médicale.)

**VÉSICANTS.** (Voyez *Cantharides* , Matière médicale. )

**ESCARROTIQUES.** (Voyez la Matière médicale. — *Irritants.* )

*Trochisques escarrotiques.*

Sublimé corrosif — 8 grammes.

Amidon en poudre — 16 grammes.

Mucilage de gomme adragant — q. s.

*Trochisques escarrotiques de minium.*

Oxyde de plomb rouge — 16 grammes.

Sublimé corrosif — 32 grammes.

Poudre de mie de pain — 128 grammes.

Eau de roses — q. s.

*Alun calciné.*
*Pierre à cautère.*
*Nitrate d'argent fondu.*
*Oxyde de mercure rouge.*
(Voyez la Matière médicale.)
*Acides concentrés , eau mercurielle.*

# CHAPITRE IX.

## Bains.

En général on désigne sous le nom de *bains* l'immersion du corps , ou d'une partie du corps, dans l'eau liquide ou en vapeur, pendant un temps plus ou moins long : dans le premier cas, on les nomme *bains généraux* ; dans le second, *bains locaux.* Ils sont simples, ou *médicamenteux.* Cette médication est très peu variée dans les hôpitaux.

*Bain de Baréges.*

Sulfure de sodium — 64 grammes.

Carbonate de soude cristallisé — 64 grammes.

Chlorure de sodium — 64 grammes.

Eau pure — 320 grammes.

*Bain sulfureux.*

Sulfure de potasse sec — 120 grammes.

Eau — q. s.

*Bains et douches de vapeur.*

Bains de vapeurs sèches ou humides , aromatiques , mercurielles , sulfureuses , etc.

Les bains peuvent avoir une action spécifique , comme les bains mercuriels dans la syphilis, les bains hydro-sulfureux dans la gale , les dartres ; les bains d'iode , dans les scrofules ; ceux de quinquina ou de sulfate de quinine, ou d'écorce de saule, dans la fièvre intermittente.

# II. MÉDICAMENTS EMPLOYÉS

# A L'INTÉRIEUR.

## 1° FORME SÈCHE OU SOLIDE.

## CHAPITRE I.

### Tablettes et Pastilles.

On nomme ainsi des médicaments secs composés de poudres diverses, de sucre et d'un mucilage ; ils sont de petites dimensions, et cassants. Les pastilles ne diffèrent des tablettes que par la petitesse plus grande de leur volume.

*Pastilles de guimauve.*

Poudre de racine de guimauve — 50 grammes.
Poudre de sucre — 150 grammes.
Mucilage de gomme adragant — q. s.

*Pastilles soufrées.*

Soufre sublimé et lavé — 15 grammes.
Sucre — 120 grammes.
Mucilage de gomme adragant — q. s.

*Tablettes de magnésie.*

Magnésie pure — 30 grammes.
Sucre blanc — 120 grammes.

*Tablettes et pastilles de cachou.*

Poudre d'extrait de cachou — 100 grammes.
Sucre blanc — 400 grammes.
Mucilage de gomme adragant — q. s.

*Tablettes et pastilles d'ipéca-cuanha.*

Poudre de racine d'ipécacuanha — 15 grammes.
Sucre blanc — 600 grammes.
Mucilage de gomme adragant — q. s.

## CHAPITRE II.

### Poudres.

Les poudres qu'on emploie en matière médicale sont simples ou composées :

**POUDRES SIMPLES.**

Les *feuilles* que l'on veut réduire en poudre doivent être séchées à l'étuve et pulvérisées par la contusion ; on arrête l'opération lorsque les trois quarts de la substance sont pulvérisés, et l'on procède à la tamisation. C'est ainsi que l'on prépare les poudres de feuilles de digitale pourprée, d'oranger, d'aconit, de belladone, de jusquiame, et presque toutes les autres feuilles employées en pharmacie.

Cependant pour les feuilles de sabine, de dictame de Crête, de thé, d'uva-ursi, on pulvérise sans laisser de résidu.

Les *fleurs* isolées sont séchées à l'étuve et pulvérisées par contusion, sans laisser de résidu; les *sommités fleuries* sont traitées de la même manière ; mais on arrête l'opération lorsque les trois quarts de la substance sont réduits en poudre, et l'on passe au tamis.

Les *racines*, qui sont succulentes et charnues dans leur état de fraîcheur, sont compactes après leur dessication, et ne contiennent que peu de parties fibreuses. Après les avoir concassées dans un mortier et coupées par tranches, on les fait passer à l'étuve, et on les pulvérise par contusion sans laisser de résidu. On prépare ainsi ces racines : ache, aunée, aristoloche, aranc, bardane, bryone, colombo, curcuma, ellébore-blanc, gentiane, gingembre, iris, jalap, patience, pivoine, pyrèthre, rhubarbe, ratanhia, salsepareille, tormentille.

Les racines menues, peu ligneuses et réunies en faisceau, retiennent facilement de la terre ; il convient de les concasser légèrement dans un mortier avec un pilon de bois, et de les cribler ensuite pour en séparer les corps étrangers ; puis, séchées à l'étuve, elles sont pulvérisées par contusion sans résidu : c'est ainsi que se préparent les pou-

dres d'angélique, d'arnica, d'asarum, de contrayerva, d'ellébore noir, de serpentaire de Virginie, de valériane, etc.

Les racines fibreuses, telles que celles de *réglisse*, de *guimauve*, d'*arête-bœuf*, de *pareira-brava*, etc., sont râtissées avec un couteau, puis soumises à la contusion jusqu'à ce qu'elles ne laissent qu'un résidu fibreux et à peine sapide.

### Poudre d'ipécacuanha.

On fait sécher la racine à l'étuve, et on pulvérise par contusion jusqu'à ce qu'on ait réduit en poudre fine les trois quarts de la substance employée.

### Poudre de racine de fougère mâle.

On coupe les souches radicales de fougère mâle en tranches menues; on les vanne pour séparer les écailles foliacées ; séchées à l'étuve, on les pulvérise ensuite sans laisser de résidu.

Les *écorces* sont pulvérisées par contusion, sans laisser de résidu : c'est ainsi qu'on prépare les écorces de cannelle, de Winter et de quinquina.

Celles de quinquina gris et jaune, de cascarille, d'angusture, doivent être préalablement râtissées avec un couteau pour en détacher les lichens, l'épiderme et le tissu cellulaire subjacent.

Les *bois* d'aloès, de gayac, de santal seront d'abord réduits en poudre grossière au moyen de la râpe, puis séchées à l'étuve ; on les pulvérise ensuite par contusion, et sans laisser de résidu.

On traite de la même manière les *racines* de *quassie amère* et de *sassafras*.

*Semences et fruits.* On pulvérise par contusion et sans laisser de résidu le *poivre cubèbe*, le *poivre blanc*, l'*anis*, la *cévadille* et autres semences ombellifères, les semences de *cardamome*, les *fruits* de *coloquinte*, et les capsules de *pavot*.

Les fécules et les farines rentrent aussi dans les poudres employées en thérapeutique : elles se préparent par la trituration au moyen du mortier ou du moulin ; nous ferons seulement observer qu'il en est, comme celle de seigle ergoté, par exemple, qui, étant susceptibles de perdre beaucoup de leurs propriétés par le contact de l'air, ne doivent être préparées qu'en petite quantité et même au moment de s'en servir.

L'*opium*, les *gommes* et les *résines* se pulvérisent par trituration et sans laisser de résidu : le *camphre* est arrosé d'alcool rectifié de manière à l'en bien pénétrer, puis réduit en poudre par trituration.

## POUDRES ANIMALES.

La préparation des poudres tirées du règne animal, comme les *cantharides*, les *cloportes*, la *cochenille*, le *castoréum*, le *musc*, le *corail*, l'*os de sèche*, se fait par trituration.

## POUDRES MINÉRALES.

Les substances minérales sont pulvérisées dans un mortier recouvert d'une peau, et passées au tamis de soie. Quelques-unes réclament pour cette opération des modifications indiquées ailleurs, et qu'il est inutile de répéter ici. Pour la plupart, on doit les soumettre à la porphyrisation.

## POUDRES COMPOSÉES.

Ces poudres résultent du mélange de diverses substances pulvérisées séparément. Elles ne doivent être préparées qu'à mesure du besoin, pour éviter l'humidité qui les altère, et, dans quelques cas, l'action réciproque des substances les unes sur les autres, qui peut donner lieu à des composés d'une propriété différente.

*Poudre de Dower.*

Poudre de sulfate de potasse — 125 grammes.
Poudre de nitrate de potasse — 125 grammes.
Poudre d'ipécacuanha — 32 grammes.
Poudre de réglisse — 32 grammes.
Extrait d'opium sec et pulvérisé — 32 grammes.
Faites sécher à l'étuve chaque poudre, et mélangez avec le plus grand soin.
Doses : un demi-gramme à un gramme et demi.

*Poudre tempérante de Stahl.*

Sulfate de potasse — 282 grammes.
Nitrate de potasse — 282 grammes.
Sulfure de mercure — 64 grammes.

*Poudre diurétique.*

Poudre de gomme arabique — 64 grammes.
Poudre de sucre — 64 grammes.
Poudre de nitrate de potasse — 32 grammes.
Poudre de racine de guimauve — 32 grammes.

*Poudre vermifuge.*

Poudre de mousse de Corse — 32 grammes.
Poudre de semen-contra — 32 grammes.
Rhubarbe — 16 grammes.

*Poudre dentifrice.*

Bol d'Arménie — 96 grammes.
Corail rouge — 96 grammes.
Os de sèche — 96 grammes.
Résine sang-dragon — 48 grammes.
Cochenille — 12 grammes.
Bi-tartrate de potasse — 140 grammes.
Cannelle — 24 grammes.
Girofle — 4 grammes.

*Poudre de séné composée, anti-arthritique, purgative.*

Séné en poudre — 40 centigrammes.
Cannelle — 40 centigrammes.
Crême de tartre — 40 centigrammes.
Gomme arabique — 40 centigrammes.

Bois de gayac en poudre — 20 centigrammes.
Salsepareille — 20 centigrammes.
Scammonée — 20 centigrammes.

*Poudre mercurielle antimoniée (altérante de Plumer).*

Proto-chlorure de mercure — parties égales.
Soufre doré d'antimoine — parties égales.
Dose : de 25 à 40 centigrammes.

*Poudre émèto-cathartique.*

Ipécacuanha en poudre — 4 grammes.
Rhubarbe — 8 grammes.
Dose : un demi-gramme à un gramme.

*Poudre fébrifuge.*

Racine de benoite en poudre — 12 grammes.
Gomme arabique — 12 grammes.
Hydro-chlorate d'ammoniaque — 8 grammes.
Dose : de 2 à 4 grammes, à plusieurs reprises pendant l'apyrexie.

*Poudre sédative de Wetzler.*

Racines de belladone en poudre — 1 gramme.
Sucre — 4 grammes.
Pour 15 prises.
Dose : de 2 à 4 prises par jour, suivant le cas.

*Poudre contre la salivation mercurielle.*

Sulfure de potasse — 1 gramme.

Crême de tartre — 16 grammes.

Divisez en 24 paquets. — En frictions sur les gencives.

## CHAPITRE III.

## Pilules et Bols.

### PILULES.

Ce sont des médicaments composés ordinairement de poudres, d'extraits ou d'alcalis végétaux, de gommes-résines, de sels ou oxydes métalliques, unis à des excipients variés, tels que des sirops, du miel, du mucilage, une conserve ou de la mie de pain ; le tout réduit en pâte homogène, que l'on divise en fractions globulaires du poids de quelques centigrammes.

Les pilules, formées de substances actives pour la plupart, constituent une forme de médication sous laquelle on peut doser avec précision les agents les plus énergiques.

*Pilules astringentes.*

Sulfate d'alumine — 30 centigrammes.

Cachou — 1 gramme pour 6 pilules.

A prendre dans les 24 heures.

*Autres.*

Extrait de rathania — parties égales.

Cachou — parties égales.

Faites des pilules de 25 centigrammes.

*Autres.*

Acétate de plomb — 4 grammes.

Poudre de guimauve — 4 grammes.

Sirop simple — q. s.

Faites 36 pilules.

*Pilules alumineuses.*

( HOPITAL DE L'OURSINE. )

Copahu — parties égales.

Cubèbe — parties égales.

Alun — parties égales.

Magnésie décarbonatée — parties égales.

Pour des pilules de 15 à 20 centigrammes.

*Pilules de térébenthine.*

Térébenthine solidifiée par la magnésie calcinée.

Pilules de 20 centigrammes.

*Pilules balsamiques.*

Baume du Pérou liquide — une partie.

Extrait de réglisse — q. s.

Baume de soufre anisé — quelques gouttes pour des pilules de 15 centigrammes.

*Pilules de Morton.*

Poudre de cloportes — 72 grammes.

Poudre de gomme ammoniaque — 36 grammes.

Fleurs de benjoin — 24 grammes.

Poudre de safran — 4 grammes.

Baume de tan sec — 4 grammes.

Baume de soufre anisé — 24 grammes.

Pilules de 20 centigrammes, 2 à 6 par jour.

#### Pilules antidysentériques.

Extrait de brou de noix — parties égales.

Alumine pure — parties égales.

Pour des pilules de 15 à 20 centigrammes.

#### Pilules de chlorure double de mercure et de morphine.

Chlorure double de mercure et de morphine — 1 gramme.

Poudre de réglisse — 4 grammes.

Sirop de gomme — q. s.

Une le matin et une le soir.

#### Pilules d'iodure double de mercure et de morphine.

Iodure double de mercure et de morphine — 1 gramme.

Poudre de réglisse — 4 grammes.

Faites 72 pilules ; — une chaque soir.

#### Pilules toniques.

Extrait de trèfle d'eau — 56 parties.

Extrait de rhubarbe — 56 parties.

Poudre d'aloès — 24 parties.

Pour des pilules de 15 centigrammes.

#### Pilules de sulfate de fer.

Sulfate de fer — 4 grammes.

Extrait mou de gentiane — q. s.

Pour 30 pilules.

#### Pilules de savon.

Savon blanc amygdalin — 64 grammes.

Poudre de guimauve — 8 grammes.

Nitrate de potasse — 2 grammes.

Pour des pilules de 4 grains ou 20 centigrammes.

#### Pilules de savon et d'aloès.

Aloès succotrin — 8 grammes.

Savon amygdalin — 12 grammes.

Huile volatile d'anis — 8 gouttes.

Sirop de nerprun — q. s.

#### Pilules fondantes.

Extrait de fiel de bœuf — 12 grammes.

Extrait de petite-centaurée — 12 grammes.

Écorce de Winter — 4 grammes.

Oxyde de fer noir — 4 grammes.

Pour des pilules de 15 centigrammes.

#### Pilules martiales.

Limaille de fer porphyrisée — 60 grammes.

Extrait d'absinthe — q. s.

Pour des pilules de 50 centigrammes.

*Pilules toniques.*

Sulfate de fer — 15 centigrammes.
Sous-carbonate de potasse — 15 centigrammes.
Mucilage de gomme adragant —q. s.
Pour 48 pilules.

*Pilules antispasmodiques.*

Assa-fœtida — 4 grammes.
Castoréum — 4 grammes.
Huile animale de Dippel — 20 gouttes.
Teinture de myrrhe — q. s.
Pour des pilules de 25 centigrammes.

*Pilules camphrées.*

Camphre —4 grammes.
Nitrate de potasse — 3 grammes.
Conserve de roses — q. s.
Pour 40 pilules.

*Pilules de sulfate de cuivre ammoniacal.*

Sulfate de cuivre ammoniacal — 20 centigrammes.
Mie de pain — q. s.
Carbonate ammoniacal liquide — q. s.
Pour 24 pilules — d'un centigramme chacune de sel cuivreux.

*Pilules de nitrate d'argent.*

Nitrate d'argent — 5 centigrammes.
Mie de pain — 4 grammes.
Pour 20 pilules d'un centigramme de sel d'argent par pilule.

*Pilules calmantes.*

Assa-fœtida — 1 gramme.
Extrait de laitue — 1 gramme 20 centigrammes pour 24 pilules.

*Pilules de strychnine.*

Strychnine pure — 10 centigrammes.
Conserve de roses — q. s.
Pour 24 pilules , un demi-centigramme de strychnine par pilule.

*Autres.*

Extrait alcoolique de noix vomique — 30 centigrammes.
Conserve de roses — q. s.
Pour 15 pilules de 2 centigrammes par pilule.

*Pilules d'Anderson ou écossaise s*

Gomme-gutte — 8 grammes.
Aloès succotrin — 8 grammes.
Huile volatile d'anis — 30 gouttes.
Sirop simple — q. s.
Pour des pilules de 20 centigrammes.

*Pilules sudorifiques.*

Poudre de Dower — 4 grammes.
Rob de sureau — q. s.
Pour des pilules de 30 centigrammes.

*Pilules scillitiques.*

Scille pulvérisée — 48 grammes.
Gomme-résine ammoniaque — 16 grammes.
Oxymel scillitique — q. s.

4

*Pilules hydragogues.*

Scille en poudre — 10 grammes.
Extrait de coloquinte — 10 grammes.
Pour 100 pilules.

*Pilules d'iodure de fer.*
(M. Dupasquier.)

Iodure de fer — 20 centigrammes.
Gomme arabique — 1 gramme.
Miel blanc — q. s.
Pour 32 pilules.

*Pilules de proto et deuto-iodure
de mercure.*

Proto ou deuto-iodure de mercure — 5 centigrammes.
Extrait de genièvre — q. s.
Poudre de réglisse — q. s.
Pour 8 pilules.

*Autres.*

Proto-iodure de mercure — 4 grammes.
Extrait de gayac — q. s.
Pour 72 pilules.

*Pilules aurifères.*

Cyanure d'or, ou bien l'un des sels aurifères suivants,
Savoir : chlorure d'or — 5 centigrammes ;
Chlorure d'or et de soude — 5 centigrammes ;
Oxyde d'or — 5 centigrammes ;
Extrait de daphné mezereum — 75 à 100 centigrammes.
Pour 15 pilules.

*Pilules mercurielles.*

Cyanure de mercure — 20 centigrammes.
Extrait d'opium — 40 centigrammes.
Conserve de roses — q. s.
Pour 32 pilules.

*Autres.*

Perchlorure de mercure — 20 centigrammes.
Farine de froment — q. s.
Eau distillée — q. s.
Pour 30 pilules.

*Autres avec le nitrate de mercure.*

Nitrate de mercure — 50 centigrammes.
Extrait noir de réglisse — 1 gramme.
Pour 60 pilules d'un centigramme de nitrate chacune.

*Pilules d'arseniate de fer.*

Arseniate de fer — 15 centigrammes.
Extrait de houblon — 8 grammes.
Poudre de guimauve — q. s.
Pour 48 pilules de 5 milligrammes chacune de sel arsenical. — 1 par jour.
Même emploi des arseniates de potasse, de soude et d'ammoniaque.

*Pilules de croton-tiglium.*

Huile de croton-tiglium — 8 grammes.
Lessive des savonniers — 4 grammes.
Lorsque la combinaison a ac-

quis de la consistance, on la réduit en pilules de 15 centigrammes.—2 à 3 pilules suffisent pour purger.

Pour les pilules de Belloste, de Meglin, de cynoglosse, de ciguë, voir le *Codex*.

### BOLS.

Ils diffèrent des pilules en ce qu'ils ont plus de grosseur et moins de consistance, ce qui facilite la déglutition : ils ne sont guère préparés qu'au moment même de leur administration.

#### *Bols fébrifuges.*

Quinquina — 30 grammes.
Sirop d'écorces d'oranges — q. s. Pour 24 bols.

#### *Bols stomachiques.*

Sous-carbonate de fer — 60 centigrammes.
Safran — 60 centigrammes.
Magnésie calcinée — 80 centigrammes.
Cannelle — 40 centigrammes.
Sirop simple — q. s.
Pour 2 bols.

#### *Bols camphrés.*

Camphre — 50 centigrammes.
Nitrate de potasse—1 gramme.
Pour 2 bols.

#### *Bols purgatifs.*

Rhubarbe en poudre—2 grammes.
Jalap — 2 grammes.
Tartrate acidule de potasse — 4 grammes.
Pour des bols de 40 centigrammes.

#### *Bols antispasmodiques.*

Serpentaire de Virginie — 2 grammes.
Assa-fœtida — 60 centigrammes.
Camphre — 30 centigrammes.
Sirop de safran — q. s.
Pour 2 bols.

#### *Bols de scille.*

Scille pulvérisée — 30 centigrammes.
Sulfate de potasse — 10 centigrammes.
Oxymel scillitique—q. s.
Pour 1 bol.

*Capsules gélatineuses de copahu.*

## 2° FORME MOLLE.

### CHAPITRE I.

### Electuaires , Confections et Opiats.

#### ÉLECTUAIRES.

Médicaments formés du mélange de poudres avec des mellites ou des sirops , et quelquefois avec des vins médicinaux , de manière à composer une pâte molle. La plupart des électuaires résultent de l'association d'un très grand nombre de substances de propriétés très diverses ; il en résulte un ensemble hétérogène, qui est bien rarement digne de la confiance d'un médecin d'hôpital. Ces mélanges, d'une composition si indigeste, étaient le triomphe de la polypharmacie; on en fait très peu usage aujourd'hui. Les confections et opiats ne diffèrent pas des électuaires.

*Thériaque.*

Soixante-dix à soixante-quinze substances entrent dans la formule de cet électuaire trop longtemps fameux. La cannelle est mêlée à la gomme arabique , la scille à la valériane, le safran à la térébenthine, le galbanum au vin d'Espagne, le safran à l'opium. (Voyez le *Codex.*)
Dose — 1 à 5 grammes.

*Diascordium* ( électuaire de scordium opiacé).

C'est aussi un électuaire formé du mélange mal raisonné d'un grand nombre de substances. — (Voyez dans le *Codex* sa formule compliquée.)
Dose : 1 à 5 grammes.

*Electuaire de safran perfectionné.*
*Confection hyacinthe.*

Mélange de substances aromatiques et absorbantes, d'une terre inerte , de miel , de sirop , de sucre , de safran , de santal rouge, etc., etc. (Voir le *Codex.*)

*Opiat fébrifuge.*

Poudre de quinquina gris — 75 grammes.
Muriate d'ammoniaque — 1 gramme.
Miel choisi — 60 grammes.
Sirop d'aloès — 60 grammes.

*Opiat avec la digitale.*

Conserve de roses — 90 grammes.
Poudre de digitale — 50 centigrammes.

### CHAPITRE II.

### Conserves et Pulpes.

Pulpes préparées soit avec des végétaux frais , soit avec des poudres ou des fruits , de l'eau et du sucre. La plupart sont de consistance molle.

*Conserve de roses.*

Poudre de roses rouges — 60 grammes.

Eau distillée de roses — 120 grammes.

Sucre en poudre — 500 grammes.

*Autre.*

Pétales de roses rouges fraîches — 150 grammes.

Sucre blanc — 500 grammes.

Electuaire de sucre — 1,200 grammes.

Dose : 30 à 60 grammes.

*Conserve de cynorrhodon.*

Pulpe de fruits de rosier sauvage — 500 grammes.

Sucre blanc cuit en consistance d'électuaire — 750 grammes.

Dose : 30 à 60 grammes.

*Conserves de casse, d'année.*

# CHAPITRE III.

## Gelées et Mucilages.

### GELÉES.

On nomme gelées des liquides extraits des végétaux ou des animaux, et qui se sont pris en masse tremblotante : elles sont pour la plupart d'un goût agréable, et très nourrissantes sous un petit volume.

*Gelée de lichen.*

Lichen d'Islande — 60 grammes.

Sucre blanc — 120 grammes.
Ichtyocolle — 4 grammes.
Eau — q. s.

*Gelée de corne de cerf.*

Râpure de corne de cerf — 250 grammes.

Eau — 1 kilogramme.
Faites cuire, passez, exprimez, et faites bouillir le résidu avec :
Eau — 1 kilogramme.
Ajoutez : sucre blanc — 125 grammes.
Clarifiez, faites évaporer, et aromatisez.

*Gelées de coings, de groseilles, d'helminthocorion.*

### MUCILAGES.

On nomme ainsi des liquides qui coulent avec lenteur et doivent leur consistance à des gommes ou à d'autres substances tenues en suspension dans de l'eau. On en fait rarement usage à l'Hôtel-Dieu.

Mucilages de graines de lin, de semences de coing, de racine de guimauve, de gomme arabique, de gomme adragant.

# CHAPITRE IV.

## Pâtes.

Substances médicinales, sous forme molle ou presque solide, ordinairement flexibles et sucrées.

Pâtes de *guimauve*, de *lichen*.

# CHAPITRE V.

## Extraits et Robs.

Ce sont les produits de l'évaporation jusqu'à consistance molle, pilulaire, solide ou sèche, d'une substance végétale ou animale, qu'on a fait macérer, infuser ou bouillir dans l'eau l'alcool, l'éther, rarement le vin et le vinaigre. Les extraits des sucs de fruits se nomment *robs*.

Extraits d'*absinthe*, de *chicorée sauvage*, de *germandrée*, de *petite-centaurée*, de *chardon-bénit*.

Dose : 1/2 gramme à 1 gramme.

### Extrait alcoolique de quinquina.

Quinquina loxa — 100 grammes.
Alcool à 22° — 400 grammes.
Dose : 2 à 4 grammes.

### Extrait aqueux de quinquina.

Quinquina loxa — 500 grammes.
Eau distillée — 3 kilogrammes.
Dose : 1 à 4 grammes.
L'extrait sec est le sel essentiel de Lagaraye.

### Extrait de ciguë sans fécule.

C'est le suc de ciguë clarifiée à chaud et évaporée au bain-marie jusqu'à consistance d'extrait. On se sert de l'herbe fraîche, non fleurie et bien mondée.

Dose : 1/2 décigramme à 1 gramme.

On prépare de la même manière les extraits de belladone, de jusquiame, de stramonium, de fumeterre, de cochléaria, de cresson, etc.

### Extrait d'opium.

Opium — 500 grammes.
Eau distillée froide — 3 kilogrammes.
Dose : 1/2 décigramme à 1 gramme.

### Extrait gommeux d'opium.

Opium coupé par tranches — 100 grammes.
Eau pure — 400 grammes.

### Rob de sureau.

Evaporez au bain-marie, en consistance de miel épais, le suc exprimé et non fermenté des baies de sureau.

### Extrait de genièvre.

Baies de genièvre mûres et entières — 1 kilogramme.
Eau tiède — 4 kilogrammes.
Faites infuser pendant quarante-huit heures, passez et évaporez.

Extraits de cachou, de casse, de fiel de bœuf, d'ellébore noir. — Extraits d'infusions alcooliques.

Les extraits sont des préparations officinales rarement fidèles.

## 3° FORME LIQUIDE.

### CHAPITRE I.

### Tisanes, Infusions, Décoctions, Limonades.

On appelle tisanes des boissons peu chargées de principes médicamenteux, légères, et d'un goût généralement agréable. Elles sont préparées par macération, infusion ou décoction, et sont faites pour la plupart avec un végétal, un sirop ou du miel, et un kilogramme d'eau. Si les parties de la plante dont on se sert cèdent facilement leurs principes médicamenteux, leur immersion dans l'eau bouillante suffit. C'est ainsi qu'on prépare les infusions de feuilles et de fleurs, qu'on fait prendre ordinairement tièdes ou chaudes. Mais les écorces et les racines n'abandonnent pas aussi aisément leur principe médical, aussi faut-il les faire bouillir ; il en résulte une décoction, ou tisane proprement dite. Les tisanes sont préparées à chaud ou à froid. — Les boissons préparées à froid sont les limonades minérale, tartrique, citrique, oxycrat, etc.

§ 1. TISANES ÉMOLLIENTES, MUCILAGINEUSES et SÉDATIVES.

**EXCIPIENT** : eau — 1 kilogramme.

**CORRECTIF** : réglisse — 30 grammes.

On les édulcore mieux, mais avec moins d'économie, avec du sucre 60 à 90 grammes, le miel 60 grammes, ou 60 à 90 grammes d'un sirop émollient.

**BASES** : orge — 15 grammes par décoction ;

*Semences* (1) de lin, de melon, de courge, de concombre, d'amandes douces, triturées — 50 à 90 grammes ;

*Fleurs* de mauve, de guimauve, de tussilage, de coquelicot, etc. — 4 à 5 pincées par infusion ;

*Racines* de guimauve, de chiendent, de cynoglosse, de grande - consoude — 50 à 60 grammes ;

Gomme arabique — 15 à 30 grammes.

*Tisane de riz.*

Riz mondé et lavé — 15 grammes.

*Décoction blanche.*

Mie de pain de froment — 25 grammes.

_______________

(1) Nous réunissons sous une dénomination générique, semences, feuilles et fleurs, racines, les plantes dont chacune sert à faire une tisane, toutes les fois que la dose est la même ; et il est bien entendu que, pour préparer la tisane, if faut prendre seulement une espèce de fleurs, de semences ou de racines, et non toutes celles qu'énumère chaque article.

Corne de cerf ou os calcinés — 8 grammes.

Eau aromatique de citron — 20 grammes.

Sirop simple — 50 grammes.

### § 2. TISANES BÉCHIQUES ÉMOLLIENTES.

**EXCIPIENT** : eau — 1 kilogramme.

**CORRECTIF** : réglisse — 5 grammes, ou miel — 60 grammes ; sirop béchique — 60 grammes ; sucre — 60 grammes.

**BASES** : *feuilles* ou *fleurs* de capillaire, de lierre terrestre, de stœchas arabique, d'érésymum, d'origan, de marrube ; Lichen d'Islande ;

*Fruits :* dattes ou jujubes — n° 10 à 20 ;

*Racines* de guimauve, de polygala, de chiendent, etc. Dose — 60 grammes ;

*Gomme arabique* ou *adragant;* Eau de goudron.

### § 3. TISANES ASTRINGENTES.

**EXCIPIENT** : eau — 1 kilogramme.

**CORRECTIF** : réglisse — 5 grammes ; miel — 60 grammes ; sucre — 60 grammes ; un sirop acidule — 60 grammes.

**BASES** : *feuilles* d'aigremoine ou de plantain, de véronique, de salicaire — 3 à 5 pincées par infusion ;

*Fleurs* de grenadier — 5 à 15 grammes par infusion ;

*Pétales* de roses rouges — 3 à 4 pincées par infusion ;

*Sommités* d'ortie blanche, de pimprenelle, de pervenche — 2 à 4 pincées par infusion ;

*Ecorces* de chêne, de noyer,

vert de noix — 1 à 5 grammes ;

*Racines* de tormentille, de patience, de bistorte,. de garance — 60 grammes ;

*Cachou :* en substance — 4 grammes ; en extrait — 1 à 2 grammes ;

*Ratanhia :* en extrait — 1 à 5 grammes ;

*Acides* chlorydrique, azotique, sulfurique — 15 à 30 gouttes ;

*Sulfate d'alumine et de potasse* — 25 centigrammes à 1 gramme.

### § 4. TISANES TONIQUES.

**EXCIPIENT** : eau — 1 kilogramme.

**CORRECTIF** : réglisse — — 15 à 20 grammes ; miel — 60 grammes ; sucre — 60 grammes ; un sirop tonique — 60 grammes.

**BASES** : *feuilles* de chicorée sauvage, de chardon-bénit — 30 grammes ;

*Sommités* de ménianthe, d'absinthe, de pissenlit — 15 grammes ;

*Fleurs* de camomille romaine, de germandrée, de petite-centaurée, de sauge — 5 grammes ;

*Ecorce* de quinquina — 5 à 15 grammes ;

*Ecorce* de cascarille — 5 à 15 grammes ;

*Racines* de serpentaire, de gentiane, de patience, de bardane, de benoite, d'aunée, de fumeterre — 25 à 30 grammes ;

*Esprits* ou *alcools* d'anis, d'angélique, de badiane, de fumeterre, de marjolaine — 1 à 3 grammes ;

*Teintures* d'absinthe, d'aristoloche, d'aunée, d'angélique, de cannelle — 1 à 5 grammes ;

*Vins* d'absinthe, d'aunée, de polygala, de quinquina — 30 à 60 grammes.

## § 5. TISANES STIMULANTES.

**EXCIPIENT** : eau — 1 kilogramme.

**CORRECTIF** : réglisse — 15 à 20 grammes ; miel — 60 grammes ; sucre — 60 grammes ; un sirop stimulant — 60 grammes.

**BASES** : *semences* d'angélique, de badiane, de fenouil, d'ache, de persil, de coriandre — 1 à 5 grammes ;

*Sommités* de menthe, de romarin, de sauge, de marjolaine, de pouliot, de lavande — 1 à 5 grammes ;

*Fleurs* d'arnica — 5 à 15 grammes ;

*Fleurs* de camomille, de matricaire — 5 à 20 grammes ;

*Écorces* de cannelle, d'orange, de citron — 5 à 20 grammes ;

*Racines* d'angélique, de calamus aromaticus, de gingembre, de clématite — 5 à 20 grammes ;

Ammoniaque — 10 à 20 gouttes ;

Carbonate d'ammoniaque — 1 à 3 grammes ;

Acétate d'ammoniaque — 1 à 3 grammes.

## § 6. TISANES et INFUSIONS ANTISPASMODIQUES.

**EXCIPIENT** : eau — 1 kilogramme.

**CORRECTIF** : réglisse — 15 à 20 grammes ; miel — 60 grammes ; sucre — 60 grammes ; un sirop antispasmodique — 60 grammes.

**BASES** : *feuilles* d'oranger, de morelle, de douce-amère, 2 à 3 pincées ;

*Fleurs* de tilleul, de bouillonblanc, de buglosse, de chèvrefeuille, de coquelicot, de caillelait — 2 à 3 pincées ;

Cannelle — 3 à 5 grammes ;

*Racines* de pivoine, de valériane — 5 à 15 grammes ;

Musc — 50 à 75 centigrammes.

## § 7. TISANES PURGATIVES (évacuants).

**EXCIPIENT** : eau — 1 kilogramme.

**CORRECTIF** : réglisse — 15 à 20 grammes ; miel — 60 grammes ; sucre — 60 grammes ; un sirop laxatif — 60 grammes.

**BASES A. LAXATIVES** : *sirops* de chicorée, de fleurs de pêcher — 30 à 60 grammes ;

*Pulpes* de casse, de tamarin — 30 à 60 grammes ;

*Baies de nerprun* — n° 20.

**B. CATHARTIQUES** : sulfates de potasse, de soude, de magnésie ; tartrate de potasse et de soude — 15 à 30 grammes et plus ;

Tartrate acidule de potasse — 15 à 30 grammes ;

*Racines* de rhubarbe, de rhapontic — 5 à 15 grammes ;

Séné — 5 à 10 grammes ;

Résine de jalap — 50 centigrammes à 1 gramme ;

Racine de jalap — 1 à 5 grammes.

**C. VERMIFUGES** : *fleurs* de pêcher — 3 à 4 pincées ;

*Fleurs* de tanaisie — 1 à 5 grammes ;

*Racines* de fougère mâle, de

tanaisie — 15 à 30 grammes ;
*Coraline* ou *mousse de Corse*
— 15 à 30 grammes.

### § 8. TISANES DIAPHORÉTI-QUES et SUDORIFIQUES.

**EXCIPIENT** : eau — 1 kilogramme.
**CORRECTIF** : réglisse — 15 grammes ; sucre ou miel — 60 grammes.
**BASES** : *fleurs* de sureau, de bourrache, de scabieuse — 3 à 5 pincées ;
*Racines* ou *bois* de gayac, de salsepareille, de squine, de sassafras — 15 à 30 grammes.

### § 9. TISANES DIURÉTIQUES.

**EXCIPIENT** : eau — 1 kilogramme.
**CORRECTIF** : réglisse — 15 grammes ; sucre, miel ou sirop — 60 grammes.
**BASES** : *feuilles* de pariétaire, de digitale, de scolopendre — 1 à 5 grammes ;
*Racines* d'ononis, d'asperges, de fenouil, de fraisier, de pareira-brava, de pissenlit, de chardon-roland, de persil, de saxifrage — 15 à 30 grammes ;
*Baies* de genièvre, d'alkekenge — 15 à 30 grammes ;
*Nitrate de potasse* — 1 à 5 grammes ;
*Poudre* de scille — 50 centigrammes à 1 gramme.

### § 10. TISANES EMMÉNA-GOGUES.

**EXCIPIENT** : eau — 1 kilogramme.

**CORRECTIF** : réglisse — 15 grammes ; miel, sucre ou sirop — 60 grammes.
**BASES** : *sommités* de matricaire, de rhue, d'armoise — 1 à 2 pincées ;
*Fleurs* d'armoise, de safran — 1 à 2 pincées ;
*Poudre de feuilles de sabine* — 1 à 2 grammes ;
*Racine d'aristoloche ronde* — 5 à 15 grammes.

### § 11. TISANES FONDANTES, APÉRITIVES, DÉPURATIVES.

**EXCIPIENT** : eau — 1 kilogramme.
**CORRECTIF** : réglisse — 15 grammes ; miel, sucre ou sirop — 60 grammes.
**BASES** : *feuilles* de véronique, de beccabunga, de cochléaria, de cresson, de petite-passerage — 1 à 5 grammes ;
*Racines* de raifort sauvage, de saponaire — 15 à 30 grammes ;
*Carbonates* de potasse, de soude — 2 à 5 grammes.

### TISANES PRÉPARÉES A FROID, LIMONADES.

*Limonade minérale.*

Acide sulfurique affaibli — 10 grammes.
Sirop simple — 60 grammes.
Eau aromatique de citron — 20 grammes.
Eau — 900 grammes.

*Limonade tartrique.*

Acide tartrique — 1 gramme.
Sirop simple — 60 grammes.

Eau — q. s.

*Limonade citrique.*

Citrons — n° 3.
Sirop simple — 120 grammes.
Eau — q. s. pour deux litres.

*Oxycrat.*

Mellite de vinaigre — 60 grammes.
Eau — q. s. pour un litre.

# CHAPITRE II.

## Bouillons Médicinaux.

Préparations magistrales qui s'emploient comme tisanes et comme apozèmes, et qui sont le produit de la décoction plus ou moins prolongée dans l'eau d'une substance animale seule ou unie à des substances végétales. On donne cependant quelquefois le nom de bouillons à des décoctions purement végétales, auxquelles on a ajouté du sel et du beurre : tel est le bouillon aux herbes.

*Bouillon d'escargots.*

Escargots de vigne — 120 grammes.
Eau — 1 kilogramme.

*Autre.*

Escargots — 60 grammes.
Poumon de veau haché — 120 grammes.

Lichen d'Islande — 15 grammes.
Eau — 1 kilogramme.

*Bouillons de vipère, de tortue, de grenouille, etc.*

Ils sont très rarement employés dans nos hôpitaux, s'ils le sont jamais ; le bouillon de poulet y est remplacé par le bouillon de veau, dont cependant les propriétés ne sont pas les mêmes.

# CHAPITRE III.

## Potions, Juleps, Loochs, Émulsions, Apozèmes.

Les juleps, les potions, les loochs et les émulsions sont des boissons médicamenteuses qui offrent la plus grande analogie entre elles : leur dose est, en général, de 120 à 240 grammes. On les prend en totalité en une dose, ou en plusieurs doses, ou par cuillerées, à des époques déterminées. Le julep et la potion présentent surtout des différences si peu précises, que des Formulaires donnent le nom de juleps à des breuvages que d'autres Formulaires placent au nombre des potions. L'un et l'autre en effet sont composés d'une infusion, décoction ou eau quelconque, qui sert de véhicule à des sirops ou autres substances médicamenteuses. La différence, en théorie, consiste seulement en ce que le julep contient plus de sirop que la potion, et qu'on le prend en une ou deux doses au plus. Il se compose de deux, trois ou quatre substances au plus, tandis que la potion se compose de quatre substances au moins, et qu'on la prend ordinairement par cuillerées, ou en un nombre de doses précisées. On ne fait aucune différence, à la pharmacie de l'Hôtel-Dieu, entre une potion et un julep.

Le looch est composé de substances qui lui donnent une consistance visqueuse, analogue à celle des sirops. On l'administre par cuillerées.

L'émulsion est faite avec les semences dites émulsives et un véhicule liquide : elle se prend ordinairement en une seule dose.

Comme, dans la pratique des hôpitaux, c'est aux médicaments les plus faciles à préparer qu'il faut donner la préférence lorsqu'ils peuvent produire les mêmes effets, nous nous sommes attachés à ne donner la formule que des juleps, ou des potions, ramenés à la préparation la plus simple, en donnant comme types à suivre deux ou trois potions ou juleps.

### § 1. POTIONS ÉMOLLIENTES, MUCILAGINEUSES et SÉDATIVES.

**EXCIPIENT.** Dose : 150 grammes.
Eau de mauve, de violette, de laitue, de tussilage ou autres végétaux émollients.
**BASE.** Sirops de violette, de capillaire, de mauve, de cynoglosse ou de gomme — 60 grammes.

### § 2. POTIONS BÉCHIQUES.

**EXCIPIENT.** Dose : — 120 à 150 grammes.

Eaux distillées de capillaire, de mauve, de violette, de polygala, d'œillet, d'hysope, de lierre terrestre, d'érésymum.
**CORRECTIF (1).** Dose : 60 grammes.
Sirops de gomme, de polygala, de capillaire, de véronique, de tolu, de guimauve ;
Oxymel scillitique — 15 à 30 grammes ;
Vin scillitique — 15 à 30 grammes ;
Teinture scillitique — 5 à 10 grammes ;
Gomme arabique — 5 à 10 grammes ;
Kermès — 2 à 60 centigrammes et au-delà ;
Teinture de scille — 20 à 30 gouttes ;
Kréosote — 1 à 3 gouttes ;
Beurre de cacao — 30 à 60 grammes.

### § 3. POTIONS ASTRINGENTES.

**EXCIPIENT.** Dose : 120 à 150 grammes.
Eaux distillées d'aigremoine, de plantain, de roses, de grenades.
**CORRECTIF.** Dose : 60 grammes.
Sirops de limon, de cachou, de grenades, de vinaigre, de

---

(1) On entend théoriquement par correctif une substance de saveur presque toujours sucrée ou de nature mucilagineuse, destinée à modifier la base en l'atténuant ; mais dans la pratique il n'en est pas ainsi, et le correctif n'est souvent qu'un adjuvant ou auxiliaire.

coing, de berbéris, de grande-consoude.

**BASES.** Teintures de cachou, de kina, de mars tartarisé — 2 à 4 grammes ;

Vin Chalybé — 15 à 30 grammes ;

Acides muriatique, nitrique, sulfurique, oxalique, tartarique — 20 à 30 gouttes ;

Suc de citron — 60 grammes;

Alun — 36 centigrammes à 1 gramme ;

Sulfate de fer vert — 1 à 2 grammes ;

Eau de Rabel — 15 à 30 gouttes ;

Extrait de kina — 2 grammes ;

Extrait de ratanhia — 1 à 8 grammes.

### § 4. POTIONS TONIQUES et FÉBRIFUGES.

**EXCIPIENT.** Dose : 120 à 150 grammes.

Eaux distillées de camomille, d'absinthe, de germandrée, de petite-centaurée, de fumeterre, de chardon-bénit, de sauge.

**CORRECTIF.** Dose : 30 à 60 grammes.

Sirops de quinquina, d'absinthe, de fumeterre, de chicorée, de gentiane.

**BASES.** Esprit ou alcool d'absinthe, d'aristoloche, de camomille. — Dose : 1 à 2 grammes ;

Teintures d'absinthe, d'angusture, de cascarille, de camomille, de petite-centaurée, de chardon-bénit, de quassia-amara. — Dose : 1 à 2 grammes;

Extraits de camomille, d'aristoloche, d'absinthe, de quinquina, d'aunée, de gentiane,

de chicorée de houblon, de dent-de-lion, de serpentaire. — Dose : 2 à 8 grammes ;

Extrait d'angusture — 1 à 2 grammes ;

Sulfate de quinine — 20 à 60 centigrammes.

### § 5. POTIONS STIMULANTES.

**EXCIPIENT.** Dose : 120 à 150 grammes.

Eaux distillées de menthe, de mélisse, d'angélique, d'anis, de badiane, de fenouil, de sauge, d'arnica, de lavande, de cannelle.

**CORRECTIF.** Dose : 30 à 60 grammes.

Sirop de menthe, d'éther, de quinquina ; sucre.

**BASES.** Teintures d'angélique, de cannelle, de gingembre, de macis, de quinquina. — Dose : 1 à 2 grammes ;

Extraits d'arnica, d'anis, de badiane, de quinquina. — Dose : 1 à 2 grammes ;

Phosphore — 1 à 5 centigrammes ;

Carbonate d'ammoniaque — 5 centigrammes à 1 gramme ;

Acétate d'ammoniaque — 1 à 4 grammes ;

Huiles essentielles de menthe, de sauge, de romarin, de lavande. — Dose : 5 à 10 gouttes;

Teinture d'iode — 5 à 10 gouttes;

Acide prussique médicinal — 15 gouttes;

Térébenthine — 15 à 30 grammes ;

Camphre — 10 à 30 centigrammes ;

Alcool camphré — 15 à 30 grammes ;

Ether sulfurique , nitrique , muriatique — 15 à 30 gouttes.

## § 6. POTIONS ANTISPASMODIQUES , CALMANTES et NARCOTIQUES.

**EXCIPIENT.** Dose : 120 à 150 grammes.

Eaux distillées de feuilles d'oranger , de lis , d'œillet , de laitue , de tilleul , de coquelicot, de nénuphar , de chèvre-fenille , de morelle.

**CORRECTIF.** Dose : 15 à 30 grammes.

Sirops de gomme ou de sucre , d'œillet , de fleurs d'oranger , de coquelicot.

**BASES.** Teinture de belladone, de castoréum , de musc , d'assa-fœtida , de valériane , de pivoine — 5 à 15 gouttes ;

Laudanum de Sydenham — 15 à 30 gouttes ;

Laudanum ou gouttes de Rousseau — 5 à 10 gouttes;

Acétate de morphine — 5 milligrammes à 2 centigrammes ;

Extrait gommeux d'opium — 5 centigrammes ;

Sirop de morphine ou d'acétate de morphine — 15 à 30 grammes ;

Sirop diacode ou sirop karabé — 15 à 30 grammes ;

Extrait de belladone — 1 à 10 centigrammes ;

Extrait d'aconit — 5 à 50 centigrammes ;

Extrait d'aconit — 1 à 4 grammes ;

Extrait de cynoglosse — 1 à 4 grammes ;

Extrait de jusquiame — 2 à 10 centigrammes ;

Extrait de valériane — 2 à 4 grammes ;

Extrait de ciguë — 2 à 5 centigrammes ;

Thridace — 10 à 30 centigrammes ;

Musc — 5 à 25 centigrammes;

Ether muriatique , nitrique , sulfurique — 10 à 30 gouttes;

Liqueur minérale anodine d'Hoffmann — 10 à 30 gouttes.

## § 7. POTIONS VOMITIVES.

**EXCIPIENT.** Dose : 90 à 120 grammes.

Eau distillée simple ; eau de violette , de mauve , de tilleul.

**CORRECTIF.** Dose : 15 à 30 grammes;

Sirops de limon , de gomme , de sucre , de capillaire.

**BASE.** Tartre stibié — 5 à 10 centigrammes;

Poudre d'ipécacuanha — 50 centigrammes à 1 gramme ;

Emétine — 5 à 10 centigram.

## § 8. POTIONS PURGATIVES et VERMIFUGES.

**EXCIPIENT.** Dose : 90 à 120 grammes.

Eau distillée de mauve , de violette, de tilleul ; infusions de fougère , de chicorée , de tanaisie, de rhubarbe ; décoctions de pulpe de casse , de tamarin, de séné.

**CORRECTIF.** Dose : 15 à 30 grammes.

Miel ; sirops de sucre, de chicorée, de fleurs de pêcher.

**BASES.** Sirop de nerprun — 15 à 30 grammes ;

Huile de ricin — 15 à 30 grammes ;

Sirop de ricin — 30 à 60 grammes ;

Huïle de croton-tiglium — 1 à 2 gouttes ;

Eau-de-vie allemande — 15 à 30 grammes ;

Sulfates de soude, de potasse, de magnésie — 30 à 45 grammes ;

Teintures de jalap, de scammonée, d'aloès — 5 à 15 gouttes;

Résine de jalap, résine d'aloès — 20 à 60 centigrammes;

Manne — 30 à 60 grammes ;

Muriate de mercure doux — 20 à 40 centigrammes;

Extraits de rhubarbe, d'aloès — 50 centigrammes à 1 gramme;

Cévadille — 20 à 40 centigrammes ;

Poudre de semen - contra — 50 centigrammes à 1 gramme.

### § 9. POTIONS ANTI-ÉMÉTIQUES.

*Potion de Rivière.*

Sirop de limon — 30 grammes ;

Suc de citron — 15 grammes;

Eau commune — 90 grammes ;

Carbonate de potasse — 2 grammes.

Faites le mélange auprès du lit du malade, et donnez-le au moment de l'effervescence produite par le dégagement de l'acide carbonique.

*Autre potion.*

Eau commune — 60 grammes;

Eau de menthe poivrée — 30 grammes ;

Sirop d'écorce d'orange — 15 grammes ;

Bi-carbonate de soude — 2 grammes.

### § 10. POTIONS DIURÉTIQUES.

**EXCIPIENT.** Dose : 120 à 150 grammes.

Eaux distillées de cerfeuil, de fenouil, de genièvre, de pariétaire, d'ononis.

**CORRECTIF.** Dose : 30 à 60 grammes;

Miel, sirop de sucre ou de miel.

**BASES.** Nitrate de potasse — 1 à 2 grammes ;

Acétate de potasse — 1 gramme;

Alcool de genièvre — 2 à 4 grammes ;

Huile essentielle de genièvre ou de térébenthine — 5 à 10 gouttes;

Teinture de genièvre ou de scille — 2 à 4 grammes ;

Vin scillitique — 15 à 30 grammes ;

Oxymel scillitique — 15 à 30 grammes ;

Extrait de scille — 10 à 20 centigrammes ;

Extrait de digitale — 1 à 2 grammes.

### FORMULES DIVERSES.

*Julep gommeux.*

Infusion de violette — 120 grammes.

Gomme arabique — 2 grammes.

Sirop de guimauve — 30 grammes.

*Julep expectorant avec l'oxymel.*

Eau de mauve — 120 grammes.

Sirop de capillaire — 30 grammes.

Sirop de lierre terrestre — 30 grammes.

Oxymel scillitique — 30 grammes.

*Julep expectorant.*

Infusion d'hysope — 120 grammes.

Sirop de capillaire — 30 grammes.

Gomme ammoniaque — 8 grammes.

*Julep calmant.*

Eau de laitue distillée — 120 grammes.

Sirop de pavot — 5 grammes.

Eau de fleurs d'oranger anisée — 15 grammes.

*Julep calmant et tempérant.*

Eau de laitue — 60 grammes.

Eau de fleurs d'oranger — 15 grammes.

Sirop diacode — 15 grammes.

Sirop de nymphœa — 15 grammes.

Liqueur anodine d'Hoffmann — 10 gouttes.

*Julep antispasmodique.*

Eau distillée de tilleul — 120 grammes.

Sirop de capillaire — 30 grammes.

Ether sulfurique — 15 gouttes.

*Julep antidysentérique.*

Eau de roses — 150 grammes.

Diascordium — 2 grammes.

Sirop de coings — 30 grammes.

Laudanum liquide de Sydenham — 15 gouttes.

*Julep astringent.*

Eau de roses — 120 grammes.

Sirop de grande-consoude — 30 grammes.

Cachou en poudre — 2 grammes.

Acide sulfurique — 8 gouttes.

*Julep antiscorbutique.*

Eau distillée de raifort — 150 grammes.

Sirop antiscorbutique — 30 grammes.

Teinture de cochléaria — 30 gouttes.

*Julep tonique.*

Infusion de camomille — 120 grammes.

Sirop de kina — 30 grammes.

*Julep stimulant.*

Eau de mélisse — 120 grammes.

Teinture de girofle — 10 gouttes.

Sirop d'éther — 30 grammes.

Sirop de menthe — 30 grammes.

*Potion calmante sans opium.*

Eau de laitue — 180 grammes.
Sirop de guimauve — 60 grammes.
Eau de fleurs d'oranger — 15 grammes.

*Potion calmante avec l'opium.*

Eau de laitue — 180 grammes.
Sirop de guimauve — 50 grammes.
Sirop de pavot — 50 grammes.

*Mélange calmant.*

Sirop de gomme — 50 grammes.
Sirop de morphine — 50 grammes.

*Potion gommée.*

Eau de mauve — 120 grammes.
Poudre de gomme arabique — 4 grammes.
Eau de fleurs d'oranger — 15 grammes.

*Potion huileuse.*

Eau de violette — 180 grammes.
Sirop de gomme — 50 grammes.
Huile d'amandes douces — 50 grammes.

*Potion calmante opiacée.*

Eau de tilleul — 180 grammes.
Sirop de gomme — 50 grammes.
Sirop de morphine — 50 grammes.

*Autre.*

Potion gommée — 240 grammes.
Extrait aqueux d'opium — 5 centigrammes.

*Potion antispasmodique.*

Eau de fleurs d'oranger — 120 grammes.
Eau de tilleul — 120 grammes.
Sirop de nymphœa — 50 grammes.
Ether sulfurique — 1 gramme.

*Potion antispasmodique calmante.*

Ajoutez à la potion précédente:
Sirop de karabé — 50 grammes.

*Potion avec la digitale.*

Eau de tilleul — 120 grammes.
Sirop de digitale — 45 grammes.
Teinture de digitale — 50 gouttes.

*Potion avec l'acide hydro-cyanique.*

Eau de laitue — 120 grammes.

Sirop d'orgeat — 15 grammes.
Sirop de morphine — 15 grammes.
Acide hydro-cyanique médicinal — 6 gouttes.

*Potion avec l'acétate de plomb.*

Solution de gomme arabique — 120 grammes.
Sirop de grande-consoude — 30 grammes.
Acétate de plomb — 20 centigrammes.

*Potion vomitive avec le tartre stibié.*

Eau distillée — 90 grammes.
Tartre stibié — 5 centigrammes.

*Potion vomitive avec l'ipécacuanha.*

Eau tiède — 240 grammes.
Poudre d'ipécacuanha — 1 gramme.

*Potion éméto-cathartique.*

Sulfate de soude — 15 grammes.
Tartre stibié — 10 centigrammes.
Bouillon de veau — 240 grammes.

*Potion avec le sirop de ricin.*

Eau — 120 grammes.
Eau de fleurs d'oranger — 30 grammes.
Sirop de ricin — 60 à 90 grammes.

*Potion purgative.*

Séné — 10 grammes.
Sulfate de soude — 15 grammes.
Sirop de nerprun — 30 grammes.
Eau bouillante — 150 grammes.

*Potion purgative avec la manne.*

Eau de mauve — 120 grammes.
Manne — 60 grammes.

*Potion purgative avec l'huile de croton.*

Potion gommée — 180 grammes.
Huile de croton — 1 à 2 gouttes.

*Potion purgative avec la rhubarbe et la manne.*

Rhubarbe — 4 grammes.
Manne — 60 grammes.
Eau bouillante — 150 grammes.

*Potion laxative huileuse.*

Eau de mauve — 150 grammes.
Sirop de chicorée composé — 60 grammes.
Huile d'amandes douces — 30 grammes.

*Potion purgative avec le ricin.*

Eau de mauve — 90 grammes.
Sirop de nerprun — 30 grammes.
Huile de ricin — 30 grammes.

*Potion béchique.*

Julep béchique. — 120 grammes.
Sirop de coquelicot — 30 grammes.

*Autre avec le sirop de tolu.*

Eau de lierre terrestre — 180 grammes.
Sirop de tolu — 60 grammes.

*Autre avec le sirop de polygala.*

Décoction de polygala — 180 grammes.
Sirop de polygala — 60 grammes.

*Potion pectorale calmante.*

Infusion de fleurs béchiques — 180 grammes.
Sirop de capillaire — 45 grammes.
Sirop de morphine — 15 grammes.

*Potion expectorante.*

Infusion d'hysope — 150 grammes.
Sirop de bourrache — 30 grammes.
Oxymel scillitique — 30 grammes.

*Potion béchique opiacée.*

Eau de violette — 150 grammes.
Sirop de guimauve — 60 grammes.
Extrait aqueux d'opium — 5 centigrammes.

*Potion stimulante.*

Eau distillée de menthe — 150 grammes.
Sirop d'éther — 30 grammes.
Acétate d'ammoniaque — 20 gouttes.

*Potion astringente.*

Eau distillée de roses — 150 grammes.
Sirop de grenades — 60 grammes.
Acide sulfurique — 20 gouttes.

*Potion styptique.*

Eau de plantain — 150 grammes.
Sirop de limons — 60 grammes.
Eau de Rabel — 1 gramme.

*Potion avec le ratanhia.*

Eau de roses — 150 grammes.
Sirop de coings — 60 grammes.
Extrait de ratanhia — 2 grammes.

*Potion anthelmintique.*

Semen-contra en poudre — 2 grammes.
Sirop de fleurs de pêcher — 30 grammes.
Eau de laitue — 150 grammes.

*Potion anthelmintique avec
la mousse de Corse.*

Mousse de Corse — 4 grammes.
Sirop de sucre — 30 grammes.
Eau bouillante — 120 grammes.

*Potion diaphorétique.*

Infusion de sureau — 120 grammes.
Rob de sureau — 15 grammes.
Sirop de sucre — 60 grammes.

*Potion diurétique.*

Décoction de graines de lin — 150 grammes.
Nitrate de potasse — 50 centigrammes.
Sirop des cinq racines — 30 grammes.

*Potion diurétique plus active.*

Eau de raifort — 150 grammes.
Sirop scillitique — 30 grammes.
Teinture de digitale — 25 gouttes.

*Potion emménagogue.*

Eau distillée d'armoise — 120 grammes.
Eau de fleurs d'oranger — 15 grammes.
Huile essentielle de rhue — 6 gouttes.
Huile de sabine — 6 gouttes.
Sirop de safran — 30 grammes.

*Potion tonique.*

Décoction de quinquina — 120 grammes.
Vin vieux — 60 grammes.
Sirop de quinquina — 30 grammes.
Alcool de mélisse — 15 grammes.

*Potion avec le sulfate de quinine.*

Eau distillée — 60 grammes.
Sirop de limons — 30 grammes.
Sulfate de quinine — 30 centigrammes.

*Potion cordiale.*

Eau de cannelle — 60 grammes.
Vin vieux — 60 grammes.
Sirop d'œillet — 8 grammes.
Esprit de Mindérérus — 8 grammes.
Eau de fleurs d'oranger — 15 grammes.

## LOOCHS.

Les loochs sont des médicaments liquides formés principalement de mucilages préparés avec des solutions de gomme.

*Looch blanc de Paris.*

Amandes douces — 80 centigrammes.
Amandes amères — 8 grammes.
Sucre — 30 grammes.
Eau commune — 120 grammes.
Gomme adragant en poudre — 80 centigrammes.
Huile d'amandes douces — 15 grammes.
Eau de fleurs d'oranger — 8 grammes.

*Looch commun.*

Sirop de guimauve — 60 grammes.

Huile d'amandes douces — 60 grammes.

Blanc de baleine — 8 grammes.

### Looch sans émulsion.

Gomme adragant en poudre très fine — 80 centigrammes.

Huile d'amandes douces — 15 grammes.

Sucre fin — 30 grammes.

Eau commune — 90 grammes.

Eau de fleurs d'oranger — 8 grammes.

### Looch gommeux.

Gomme arabique en poudre — 8 grammes.

Infusion pectorale — 120 grammes.

Sirop de guimauve — 45 grammes.

### Looch simple.

Gomme arabique — 8 grammes.

Sucre — 15 grammes.

Eau — 150 grammes.

### Looch balsamique de tolu.

Gomme adragant — 50 centigrammes.

Sirop balsamique de tolu — 30 grammes.

Jaune d'œuf — n° 1.

Triturez ensemble ; délayez ensuite, et mêlez exactement avec: infusion de lierre terrestre — 90 grammes.

## ÉMULSIONS.

Médicaments liquides d'un blanc laiteux, dus à une huile ou ré-sine suspendue dans l'eau à l'aide d'un mucilage, et édulcorés avec du sirop ou du sucre. Les émulsions peuvent être animales, ou végétales.

Les émulsions animales, très connues sous le nom de lait de poule, sont faites avec un jaune d'œuf délayé dans de l'eau chaude sucrée et aromatisée avec l'eau de fleurs d'oranger.

### Emulsion simple.

Amandes douces — 15 grammes.

Amandes amères — 500 grammes.

Sucre blanc — 30 grammes.

Eau de fleurs d'oranger — 4 grammes.

### Emulsion adoucissante.

Graines de pavot blanc — 15 grammes.

Broyez dans un mortier, en versant dessus peu à peu 180 grammes d'eau de coquelicot et 30 grammes de sirop de guimauve.

### Emulsion rafraîchissante.

Semences froides majeures — 15 grammes.

Amandes douces blanchies — n° IV.

Pilez dans un mortier en versant peu à peu : eau de lis — 180 grammes.

Passez ; ajoutez : sirop de limons — 30 grammes.

### Emulsion purgative.

Emulsion simple — 180 grammes.

Résine de jalap — 50 centigrammes.

Broyez la résine avec les amandes en faisant l'émulsion ; incorporez : sirop de roses pâles — 30 grammes.

*Emulsion laxative de manne.*

Amandes douces — n° IV.
Manne en larmes — 60 grammes.
Sirop de fleurs de pêcher — 30 grammes.
Infusion de mauve — 120 grammes.
Eau de fleurs d'oranger — 8 grammes.

*Emulsion avec la térébenthine.*

Térébenthine — 4 grammes.
Mucilage de gomme arabique — 15 grammes.
Miel — 30 grammes.
Broyèz dans un mortier de marbre, et ajoutez peu à peu :
Eau — 250 grammes.

*Emulsion diurétique.*

Amandes douces blanchies — n° 8.
Broyez avec : décoction de pariétaire — 180 grammes.
Sur la fin ajoutez : baies d'alkekenge — n° IV.
Passez avec expression; ajoutez:
Sirop de nénuphar — 30 grammes ;
Esprit de nitre dulcifié — 1 gramme.

*Emulsion diaphorétique.*

Semences de pavot blanc — 8 grammes.

Semences de chardon-benit — 8 grammes.
Pilez dans un mortier, en versant peu à peu dessus :
Eau de scorzonère — 180 grammes.
Passez ; ajoutez : sirop de coquelicot — 30 grammes.

*Emulsion béchique.*

Amandes douces blanchies — n° IV.
Semences froides majeures — 8 grammes.
Semences de pavot blanc — 8 grammes.
Broyez : avec décoction de jujubes — 240 grammes.
Passez; et délayez dans la colature : sirop de tussilage — 30 grammes.

## APOZÈMES.

Préparations magistrales liquides, différant des tisanes en ce qu'on y ajoute des médicaments simples ou composés, ne servant jamais de boisson habituelle aux malades, mais se prenant par doses, et à des intervalles réglés par le médecin.
Les principaux apozèmes sont :

*Apozème amer.*

Racine de gentiane — 4 grammes.
Eau commune — 1250 grammes.
Faites bouillir pendant un demi-quart d'heure, puis ajoutez:
Espèces amères — 8 grammes.
Après deux heures d'infusion, passez sans exprimer.

*Apozème antiscorbutique.*

Squine concassée — 4 grammes.
Eau — q. s.
Pour avoir, après deux heures d'ébullition , deux verrées de décoction , ajoutez :
Cresson de fontaine — 1 poignée;
Berle — 1 poignée ;
Cochléaria — 2 poignées ;
Roquette — 2 poignées.

*Autre.*

Racine de patience — 30 grammes.
Racine de bardane — 30 grammes.
Eau — 2000 grammes.
Faites bouillir pendant vingt minutes ; ajoutez :
Racine de raifort sauvage — 32 grammes ;
Feuilles de cochléaria — 24 grammes ;
Feuilles de trèfle d'eau — 24 grammes ;
Feuilles de cresson de fontaine — 24 grammes.
Passez après dix minutes d'infusion.

*Apozème rafraîchissant.*

Orge en paille — 15 grammes.
Racine de chicorée — 30 grammes.
Semences froides — 10 grammes.
Feuilles d'oseille — 1 poignée.
Eau — 1 litre.
Faites bouillir, et réduire à quatre verrées : à prendre le matin à jeun , en ajoutant à chacune une cuillerée de sirop de groseilles , d'orgeat ou de nénuphar.

*Apozème des cinq racines.*

Racine d'asperge — 16 grammes.
Racine de petit houx — 16 grammes.
Racine de panicaut — 16 grammes.
Eau commune — 1000 grammes.
Faites bouillir pendant un quart d'heure , en ajoutant sur la fin :
Racine de persil — 8 grammes ;
Racine de fenouil — 8 grammes.
Après quelques minutes d'infusion , passez, et ajoutez à la colature :
Sirop des cinq racines — 32 grammes ;
Nitre — 1 gramme.
Mêlez bien.

*Apozème sudorifique.*

Racine de salsepareille — 50 grammes.
Bois de gayac râpé — 50 grammes.
Eau tiède — 2000 grammes.
Faites infuser pendant 12 heures dans un vase couvert , puis bouillir et réduire à 1500 grammes, en ajoutant sur la fin :
Bois de sassafras râpé — 10 grammes ;
Réglisse grattée — 16 grammes.
Après une demi-heure d'infusion , passez.

*Apozème de raifort composé.*

Racine de patience — 30 grammes.

Racine de bardane — 50 grammes.

Faites bouillir pendant un quart d'heure dans :

Eau — 2000 grammes.

Ajoutez :

Raifort sauvage — 50 grammes ;

Cochléaria — 50 grammes ;

Cresson de fontaine — 50 grammes ;

Trèfle d'eau — 30 grammes.

Laissez infuser, et passez.

A prendre par petites tasses.

*Apozème tonique.*

Racine de garance — 15 grammes.

Racine d'arête-bœuf — 15 grammes.

Feuilles de marrube — une demi-poignée.

Feuilles de matricaire — une demi-poignée.

Feuilles d'armoise — une demi-poignée.

Feuilles de romarin — une demi-poignée.

Semences de persil — une pincée.

Safran — 15 décigrammes.

Cannelle — 15 décigrammes.

Eau — q. s.

Pour obtenir 250 grammes de colature, ajoutez à celle-ci :

Sirop de marrube — 50 grammes ;

Tartre martial soluble — 2 grammes.

# CHAPITRE IV.

# Sirops, Mellites, Oléo-sucrés.

## SIROPS.

Préparations officinales de consistance visqueuse et formées d'une solution concentrée de sucre dans l'eau ou dans un liquide médicamenteux, tel qu'une infusion, une décoction, un suc exprimé ou fermenté, une eau distillée. On mesure la densité au moyen de l'aréomètre.

Comme il n'est en quelque sorte aucune substance médicinale avec laquelle on ne puisse préparer un sirop, le nombre de ces médicaments est illimité ; l'indication de la manière de les confectionner appartient au *Codex* et aux traités de pharmacie : leur dose est de 30 à 60 grammes dans une potion.

Voici leur classification dans le Code pharmaceutique.

**A. SIROPS SIMPLES NON PURGATIFS OU ALTÉRANTS.**

Sirops simple, de gomme arabique, d'opium, d'eaux distillées de cannelle, d'infusions aqueuses de capillaire, de lierre terrestre, d'absinthe, d'écorces de citrons, de baume de tolu, de chou rouge, de guimauve simple, de pavot blanc ou diacode, de quinquina, de quinquina avec le vin, de safran, de cochléaria, de cresson, de fumeterre, de trèfle d'eau, de suc de citrons, d'acide tartareux, de musc, d'acide hydro-cyanique, d'amandes ou d'orgeat, d'éther sulfurique, de mercure et de gomme, de sulfure de potasse.

**B. SIROPS SIMPLES PURGATIFS.**

Sirops d'ipécacuanha, de roses pâles, de fleurs de pêcher, de

nerprun, de jalap, de scammonée.

## C. SIROPS COMPOSÉS NON PURGATIFS OU ALTÉRANTS.

Sirops de stœchas composé,
aromatique ou d'armoise, de
vélar, de raifort composé, des
cinq racines, de mou-de-veau.

## D. SIROPS COMPOSÉS PUR- GATIFS.

Sirop de rhubarbe ou de chicorée composé, de séné, de
salsepareille et de séné, vulgaire-
ment appelé sirop de Cuisinier.

### MELLITES.

On appelle mellites les sirops
préparés avec le miel.
Sirop de miel, ou mellite
simple.
Oxymel simple.
Mellite de roses, ou miel rosat.
Miel scillitique.
Oxymel scillitique.
Mellite de mercuriale com-
posée, appelée sirop de longue-
vie.
Mellite d'acétate de cuivre,
ou onguent Egyptiac.

### OLÉO-SUCRÉS.

Huile essentielle d'anis, de
fenouil, de cannelle, de girofle
— 2 gouttes.
Sucre blanc — 8 grammes.

## CHAPITRE V.

# Vins, Vinaigres, Bières.

Pour préparer les vins médicinaux, on fait dissoudre un ou
plusieurs médicaments dans du
bon vin bien naturel.

*Vin d'opium composé ( laudanum
liquide de Sydenham ).*

Vin d'Espagne — 500 gram-
mes.
Opium choisi — 60 grammes.
Safran du Gâtinois — 30 gram-
mes.
Cannelle — 4 grammes.
Girofle — 4 grammes.
Dose : 15 à 20 gouttes.

*Vin de quinquina (vin fébrifuge).*

Quinquina choisi et pulvérisé
— 4 grammes.
Vin rouge généreux — 90
grammes.
Mélez ; donnez en une seule
dose.

*Vin de quinine.*

Vin de Madère ou de Malaga
— 500 grammes.
Sulfate de quinine — 40 centigrammes.
Dose : 15 à 30 grammes.

*Vin de gentiane composé ( vin
stomachique ).*

Racine de gentiane — 120
grammes.
Racine d'aunée — 120 gram-
mes.
Feuilles de menthe crépue —
45 grammes.
Sommités d'absinthe — 45
grammes.
Vin rouge vieux — 4 kilo-
grammes.
Esprit-de-vin — 250 grammes.
Dose : 15 à 30 grammes.



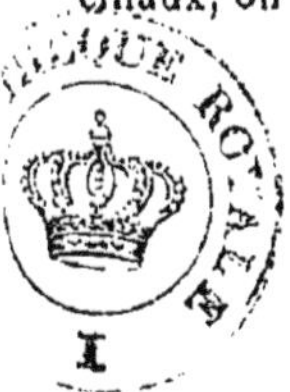

I

*Vin chalybé composé.*

Limaille d'acier — 60 grammes.

Quinquina jaune concassé — 60 grammes.

Vin généreux — 1 kilogramme.

Dose : 30 à 60 grammes, à jeun.

*Vin chalybé simple.*

Bon vin blanc — 1 kilogramme.

Limaille de fer porphyrisée — 30 grammes.

*Vin de raifort composé (vin antiscorbutique).*

Racine de raifort sauvage — 250 grammes.

Feuilles récentes de cresson d'eau — 2 fortes poignées.

Feuilles récentes de cochléaria — 2 fortes poignées.

Feuilles récentes de trèfle d'eau — 2 fortes poignées.

Semences de moutarde pulvérisées — 60 grammes.

Racine d'iris de Florence sèches — 25 grammes.

Vin blanc généreux — 4 kilogrammes.

Esprit-de-vin — 250 grammes.

Dose : 30 à 60 grammes, à jeun.

*Vin scillitique composé.*

Cannelle en poudre—10 grammes.

Racine de zédoaire — 8 grammes.

Carbonate de potasse — 5 grammes.

Squammes de scille sèches — 4 grammes.

Rhubarbe en poudre — 4 grammes.

Baies de genièvre broyées — 4 grammes.

Dose : 3 ou 4 verres par jour dans l'hydropisie.

*Vin aromatique pour fomentations.*

Feuilles de thym — 2 poignées.

Feuilles de serpolet — 2 poignées.

Sommités de sauge — 2 poignées.

Sommités d'hysope — 2 poignées.

Sommités de romarin — 2 poignées.

Sommités de lavande — 2 poignées.

Vin rouge généreux — 2 kilogrammes.

Sel ammoniac — 8 grammes.

## VINAIGRES ET OXYMELS.

*Vinaigre scillitique.*

Scille sèche coupée — 500 grammes.

Vinaigre fort — 4 kilogrammes.

*Vinaigre aromatique.*

Racine d'angélique — 90 grammes.

Racine d'impératoire — 90 grammes.

Feuilles de mélisse — 1 poignée.

Feuilles de rhue — 1 poignée.

Feuilles de petite sauge — 1 poignée.

Feuilles d'absinthe — 1 poignée.

Ecorces jaunes d'oranges — 30 grammes.

Baies ou fruits de genièvre — 30 grammes.

Vinaigre fort — 4 kilogrammes.

### BIÈRES MÉDICINALES.

On prépare les bières médicinales en ajoutant les substances médicamenteuses à la bière ordinaire lorsqu'elle a cessé de fermenter, ou en les mêlant avec elle pendant la fermentation : c'est ainsi que sont faites les bières de quinquina, et la bière antiscorbutique ou de sapin composée, peu employées dans nos hôpitaux.

Les teintures sont des solutions, dans l'alcool, de substances végétales ou animales.

# CHAPITRE VI.

# Alcoolés ou Teintures.

*Alcoolé ou teinture d'opium camphrée (élixir parégorique anglais).*

Opium sec et pilé — 4 grammes.

Acide benzoïque — 4 grammes.

Camphre — 3 grammes.

Alcool — 1 kilogramme.

Dose : 4 grammes, qui contiennent 5 centigrammes d'opium.

*Teinture fébrifuge de Huxham (de quinquina aromatique).*

Quinquina — 64 parties.

Ecorces d'oranges amères — 48 parties.

Serpentaire de Virginie — 12 parties.

Safran — 4 parties.

Cochenille — 2 parties et 5 dixièmes.

Alcool — 1000 parties.

*Teinture de quinquina amère.*

Quinquina — 8 parties.

Gentiane — 3 parties.

Ecorces d'oranges — 3 parties.

Alcool — 48 parties,

Dose : 1 à 4 grammes et plus.

*Teinture de gentiane aromatisée.*

Gentiane — 4 parties.

Ecorces d'oranges — 2 parties.

Cannelle blanche — 1 partie.

Alcool — 48 parties.

*Alcoolé aromatique (eau vulnéraire).*

Espèces aromatiques — 100 grammes.

Alcool à 22° — 900 grammes.

*Alcoolé de cachou (teinture de cachou).*

Cannelle en poudre — 100 grammes.

Alcool à 32° — 400 grammes.

Dose : 4 grammes dans une potion.

*Alcoolé de cantharides (teinture de cantharides).*

Cantharides — 100 grammes.

Alcool à 22° — 800 grammes.

*Alcoolé de castoréum (teinture de castor).*

Castoréum — 100 grammes.

Alcool à 32° — 400 grammes.

*Teinture de menthe et de mars composée.*

Eau de menthe poivrée — 1 kilogramme.

Teinture de mars astringente — 250 grammes.

Extrait de cascarille — 30 grammes.

Extrait de grande-gentiane — 30 grammes.

Quelques cuillerées par jour.

*Teinture sulfurique d'absinthe composée.*

Alcool à 22° — 500 grammes.

Acide sulfurique à 66° — 60 grammes.

Sucre blanc — 45 grammes.

Racine de galanga — 15 grammes.

Racine d'acorus calamus — 15 grammes.

Fleurs de camomille romaine — 60 grammes.

Feuilles de sauge — 60 grammes.

Feuilles d'absinthe mineure — 60 grammes.

Feuilles de menthe crépue — 60 grammes.

Girofle — 5 grammes.

Cannelle — 5 grammes.

Cubèbe — 5 grammes.

Noix muscade — 5 grammes.

Gingembre — 5 grammes.

*Teinture de cannelle composée (teinture aromatique).*

Cannelle, girofle, muscade — 4 parties de chacune.

Fleurs de grenadier — 3 parties.

Alcool — 128 parties.

*Teinture de benjoin composée.*

Benjoin — 6 parties.

Storax — 4 parties.

Baume de tolu — 2 parties.

Aloès — 1 partie.

Alcool — 64 parties.

Demi-gros à deux gros dans une potion avec un jaune d'œuf.

*Teinture de jalap composée (eau-de-vie allemande).*

Jalap — 8 parties.

Turbith — 1 partie.

Scammonée — 2 parties.

Alcool — 96 parties.

Un scrupule à un gros et plus dans un véhicule émollient.

*Teinture d'opium.*

Opium — 1 partie.

Alcool — 4 parties.

Quinze gouttes contiennent environ un grain d'opium.

Dose : 6 à 20 gouttes.

*Teinture de digitale.*

Digitale — 1 partie.

Alcool — 8 parties.

Dose : 10 à 24 gouttes et plus.

*Teinture d'assa-fœtida.*

Mêmes proportions.

*Teinture de valériane.*

Mêmes proportions.

*Teinture de gomme-kino.*

Gomme-kino — 3 parties.

Alcool — 32 parties.

Dose : 1 à 4 grammes.

*Teinture de scille.*

Mêmes proportions.

*Teinture de colchique.*

Alcool rectifié — 120 grammes.
Bulbes de colchique recueillies au commencement de l'été — 60 grammes.
Dose : 5 grammes matin et soir dans les rhumatismes aigus.

*Teinture d'iode.*

Iode — 1 partie.
Alcool à 35° — 12 parties.
Dose : 4 à 10 gouttes trois fois par jour. — 20 gouttes contiennent 5 centigrammes d'iode.

*Teinture de deuto-iodure de mercure.*

Deuto-iodure de mercure — 1 partie.
Alcool à 35° — 48 parties.
Dose : 10 à 20 gouttes dans de l'eau distillée. — 26 gouttes contiennent environ 5 milligrammes de deuto-iodure.

# CHAPITRE VII.

# Lavements.

Le lavement est une injection faite par l'anus dans le gros intestin, ou pour agir sur les propriétés vitales de cette portion du canal alimentaire, ou pour y confier à l'absorption certaines substances médicamenteuses propres à agir sur d'autres parties.

*Lavement émollient.*

Décoction de feuilles de mauve — demi-litre.

*Lavement huileux.*

Huile d'olives fine — 240 grammes.
Décoction de mauve — q. s.

*Lavement miellé.*

Miel commun — 60 grammes.
Décoction de mauve — q. s.

*Lavement avec le savon.*

Savon blanc — 30 grammes.
Décoction de mauve — q. s.

*Lavement avec la manne.*

Manne grasse — 60 grammes.
Décoction de mauve — q. s.

*Lavement avec le sulfate de soude.*

Sulfate de soude — 30 grammes.
Décoction de mauve — q. s.

*Lavement avec l'aloès.*

Aloès soccotrin trituré avec du jaune d'œuf — 8 grammes.
Décoction de mauve — q. s.

*Lavement avec le vin émétique trouble.*

Vin émétique trouble — 30 grammes.
Décoction de mauve — q. s.

*Lavement vermifuge.*

Huile de ricin — 60 grammes.

Décoction de racine de fougère mâle — q. s.

*Lavement avec le quina.*

Quinquina gris finement pulvérisé — 8 grammes.
Décoction de quina — q. s.

*Lavement avec le sulfate de quinine.*

Sulfate de quinine pulvérisé — 40 centigrammes.
Décoction de quinquina — q. s.

*Lavement avec le laudanum.*

Décoction de mauve — q. s.
Laudanum de Sydenham — 10 gouttes.

*Lavement avec l'opium gommeux.*

Décoction de mauve — q. s.
Opium gommeux — 10 centigrammes.

*Lavement avec l'acétate de morphine.*

Décoction de mauve — q. s.
Acétate de morphine — 2 à 5 centigrammes.

*Lavement avec le camphre.*

Camphre trituré avec du jaune d'œuf — 50 centigrammes.
Décoction de mauve — q. s.

*Lavement avec le musc.*

Musc trituré avec du jaune d'œuf — 50 centigrammes.
Décoction de mauve — q. s.

*Lavement avec le mercure.*

Onguent mercuriel double trituré avec du jaune d'œuf — 8 grammes.
Décoction de mauve — q. s.

*Lavement avec l'assa-fœtida.*

Assa-fœtida trituré avec du jaune d'œuf — 8 grammes.
Décoction de mauve — q. s.

*Lavement avec le baume de copahu.*

Baume de copahu trituré avec du jaune d'œuf — 30 grammes.
Décoction de mauve — q. s.

*Lavement avec la térébenthine.*

Térébenthine de Venise triturée avec du jaune d'œuf — 30 grammes.
Décoction de mauve — q. s.

*Lavement avec la valériane.*

Infusion forte de racine de valériane — demi-litre.

*Lavement avec la gélatine.*

Gélatine sèche — 60 grammes.
Eau pure — q. s.

*Lavement avec le lait.*

Lait de vache bouilli — demi-litre.

*Lavement avec le vinaigre.*

Eau commune — q. s.
Vinaigre pur — demi-verrée.

*Lavement avec l'oxymel scillitique.*

Décoction de feuilles de pariétaire — q. s.

Oxymel scillitique — 60 grammes.

# CHAPITRE VIII.

## Eaux minérales.

Les eaux minérales naturelles
ne peuvent entrer que pour mémoire dans un formulaire d'hôpital.

Quant aux eaux factices, c'est
au *Codex* et aux traités de pharmacie que nous devons renvoyer
leur composition ; d'ailleurs, ce
n'est pas dans les pharmacies
qu'elles sont ordinairement préparées, leur fabrication appartient à des établissements spéciaux.

Les eaux minérales factices les
plus usitées dans nos hôpitaux
sont :

*L'eau gazeuse simple* ( eau —
1 volume ; acide carbonique —
5 volumes ) ;

*L'eau de Sedlitz* ( sulfate de
magnésie — 8 grammes ; eau
pure — 625 grammes ; gaz acide
carbonique — 5 volumes) ;

*L'eau pour bain de Barèges.*

Les eaux minérales naturelles
dont les hôpitaux de Lyon font
le plus fréquemment usage sont
celles de Saint-Galmier, de Vichy,
d'Allevard, et de Seltz.


# 4° FORME GAZEUZE.

Bains et douches de vapeur. — Voyez BAINS.

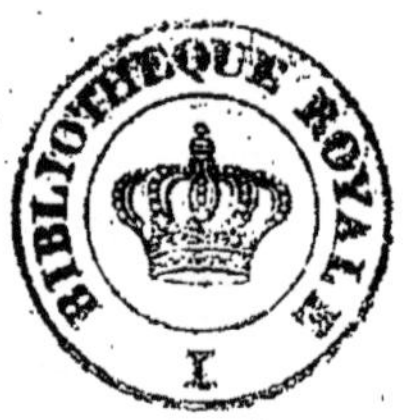

# TABLEAU



DES

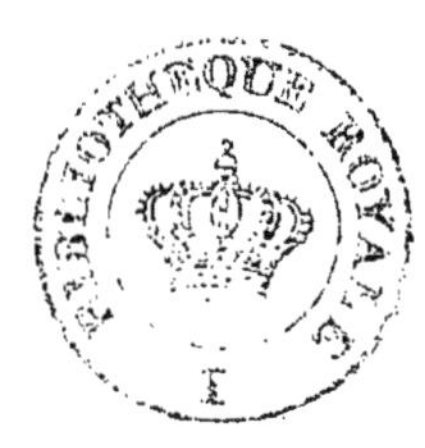


## NOUVEAUX POIDS

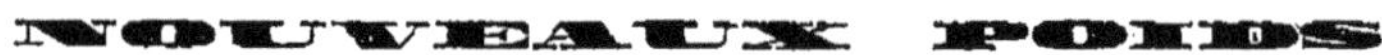

ET DES NOUVELLES MESURES.

L'usage des nouveaux poids et des nouvelles mesures est obligatoire dans les hôpitaux; il est imposé aux médecins et aux pharmaciens par des décisions ministérielles fondées sur une loi : il n'y a donc aucun motif fondé pour le repousser. Ce sont les hommes dont les idées et la profession sont libérales qui doivent, les premiers, l'exemple du respect aux institutions du pays. Quelques instants d'attention suffisent d'ailleurs pour faire comprendre parfaitement le système décimal.

## Mesures de Pesanteur.

Le *gramme* est l'unité de poids du système décimal; il équivaut au poids d'un centimètre cube d'eau distillée à son maximum de densité , qui est 4° au-dessus de zéro.

Il se subdivise en :

    10 *décigrammes ;*

    100 *centigrammes;*

    1000 *milligrammes.*

Ainsi 1 décigramme est la 10e partie du gramme, et vaut 10 centigrammes ; 1 centigramme est la 100e partie du gramme, et vaut 10 milligrammes.

    10 grammes font un *décagramme ;*

    100 grammes font un *hectogramme ;*

    1000 grammes font un *kilogramme.*

Ainsi 1 décagramme est la 100e partie du kilogramme, et vaut 10 grammes ; l'hectogramme est la 10e partie du kilogramme, et vaut 100 grammes.

Le *kilogramme* est le poids d'un décimètre cube d'eau distillée ; il se subdivise en :

    10 *hectogrammes;*

    100 *décagrammes ;*

    1000 *grammes.*

## Rapport des Poids décimaux aux anciens Poids.

| | | |
|---|---|---|
| 1 gramme | vaut | 19 grains. |
| 2 grammes | valent | 38 grains. |
| 3 — | — | 56 grains. |
| 4 — | — | 1 gros 3 grains. |
| 5 — | — | 1 gros 22 grains. |
| 10 — (1 décagr.) | — | 2 gros 44 grains. |
| 20 — | — | 5 gros 17 grains. |
| 30 — | — | 7 gros 61 grains. |

| 40 grammes | | valent 1 once 2 gros 33 grains. |
|---|---|---|
| 50 | — | — 1 once 5 gros 5 grains. |
| 100 | — (1 hectogr.) | — 3 onces 2 gros 11 grains. |
| 500 | — (1 livre) | — 2 gros 53 grains. |
| 1000 | — (2 livres) | — 5 gros 35 grains. |

## Rapport des Poids anciens aux Poids décimaux.

| 1 grain | vaut 5 centigr. 3 milligr. |
|---|---|
| 20 grains | valent 1 gramme 6 centigr. |
| 1 scrupule (24 gram.) | vaut 1 gramme 27 centigr. |
| 3 scrupules (1 gros) | valent 3 grammes 82 centigr. |
| 1 once (8 gros) | vaut 30 grammes 59 centigr. |
| 1 livre | —489 grammes. |

Une précision rigoureuse dans cette échelle de proportion n'est nullement indispensable, s'il ne s'agit pas de médicaments d'une énergie extrême ; dès-lors l'usage établit les rapports suivants :

1 grain vaut 5 centigrammes.

20 grains valent 1 gramme.

1 once vaut 30 grammes.

1 livre vaut 500 grammes.

En établissant, d'après la même considération, le rapport des poids nouveaux aux anciens, on a les proportions suivantes :

1 milligramme vaut 1 centième de grain.

1 centigramme — 1 cinquième de grain.

1 décigramme — 2 grains.

1 gramme — 20 grains.

1 décagramme vaut 5 gros.

1 hectogramme — 5 onces.

1 kilogramme — 2 livres.

Le grain peut être décomposé ainsi :

   1 grain     vaut 5 centigrammes.

   1/2 grain    — 2 centigr. 5 milligr.

   1/4 de grain  — 10 milligr.

   1/5 de grain  — 1 centigr.

   1/8 de grain  — 5 milligr.

   1/16 de grain  — 5 milligr.

Les décigrammes et les décagrammes, ainsi que les hectogrammes, ne doivent pas être employés ; il vaut mieux dire 10 centigrammes, 10 grammes, 100 grammes.

Le tableau mnémonique suivant donne facilement l'intelligence du système décimal :

Le centigramme, cinquième partie d'un grain, équivaut à un centime, cinquième partie d'un sou.

Le sou, composé de cinq centimes, est le grain composé de cinq centigrammes.

Un décigramme valant 10 centigrammes, c'est le décime ou sou de deux sous, valant 10 centimes.

Un gramme valant 20 grains ou 100 centigrammes, c'est la pièce de un franc, valant 20 sous ou 100 centimes.

Cinq grammes, c'est la pièce de cinq francs valant cent sous, de même que cinq grammes équivalent à cent grains.

# Mesures de Longueur.

Le *mètre* est la dix millionième partie du quart du méridien terrestre ; il équivaut à 1000 kilogrammes, poids du mètre cube d'eau distillée. On le subdivise en :

10 décimètres ;

100 centimètres ;

1,000 millimètres.

Un *décimètre* est la dixième partie du mètre , et vaut 10 centimètres.

Un *centimètre* est la centième partie du mètre , et vaut 10 millimètres.

10 mètres valent un décamètre.

100 mètres sont un hectomètre.

1,000 mètres sont un kilomètre.

10,000 mètres sont un myriamètre.

## Rapport des anciennes Mesures aux nouvelles.

1 ligne vaut 2 millimètres et une fraction.

1 pouce vaut 2 centimètres 1/2.

2 pouces valent 5 centimètres.

1 pied vaut 32 centimètres.

3 pieds valent 97 centimètres, un peu moins d'un mètre.

1 toise vaut 1 mètre 94 centimètres.

# Mesures de Capacité.

Le LITRE contient un décimètre cube d'eau, c'est-à-dire ce que contiendrait d'eau un vase carré dont les six faces auraient un décimètre de hauteur et de largeur. Il se subdivise en :

10 décilitres ;

100 centilitres.

L'hectolitre vaut 100 litres, et le kilolitre 1000 litres.

Les mesures pour les surfaces et pour les solides n'ont pas de rapport avec l'objet de cet Essai.

---

Une cuillerée à café vaut 5 grammes.

Une cuillerée à bouche vaut 20 grammes.

Un verre équivaut à 150 grammes.

20 gouttes répondent à 55 centigrammes.

# TABLE DES MATIÈRES.

## SECONDE PARTIE. — Préparations officinales.

## MÉDICAMENTS EMPLOYÉS POUR L'USAGE EXTERNE.



## MÉDICAMENTS EMPLOYÉS A L'INTÉRIEUR.

www.ingramcontent.com/pod-product-compliance
Ingram Content Group UK Ltd.
Pitfield, Milton Keynes, MK11 3LW, UK
UKHW020923140726
13695UKWH00003B/950